JN071173

文人と歯恩

中原 泉

一世出版

文人と歯恩

目次

凡例：引用文については読みやすいように、一部、旧仮名遣い等を現代仮名遣い等に改め、句読点を補った箇所がある。

序章

世には、いつの時代もいかなる事柄でも、例外あるいは別格という人がいる。命ある者が罹る四百四病においても、無病息災という人はいる。

その代表格が、貝原益軒である。

彼は、江戸時代前・中期に生きた薬用薬石の本草学者であり、儒学者である。寛永7年（1630）に生まれ、正徳4年（1714）に84歳で没した。人生50年という時代であるから、現代ならはるか100歳をこえる長寿であった。

益軒は、壮健な身体づくりに励み、心身の健康法と日常生活の心得を説いた。死の前年、身を以って範となす『養生訓』を遺した。彼は、同書の巻第一総論上に次のような説を唱えた。「人の身は百年を以て期とす。上寿は百歳、中寿は八十、下寿は六十なり。六十以上は長生なり。世上の人を見るに、下寿をたもつ人すくなく、五十以下短命なる人多し。」

驚くべきことに、300年前に百歳の長寿が叶うと説いたのである。彼は、まず健康・長寿には毎朝、歯と歯茎を塩で擦り磨き、温湯で口中を20、30回漱ぐことを勧めた。「今八十三歳にいたりて、なお夜、細字をかきよみ、牙歯固くして一も落ちず、目と歯に病なし。」（傍点は筆者、以下も）

因みに、古く「鶴は千年亀は萬年」という長寿を称える諺がある。これを江戸前・中期の雑徘集（のちに川柳集）の『武玉川』は、次の市井人の一句を載せた。

〈鶴の死ぬのを亀が見て居(ゐる)〉

川柳らしい軽妙洒脱な情景だが、皮肉っぽい冷ややかさに背筋を一撫でされる。

さりとて、本著の登場人物は、83歳にして8032という稀有の人とは真逆に、歯口腔の病いに悩み苦しんだ古今の文人たちである。詩文や学芸に携わる彼らは、自ら日記類に、少なからず歯口腔の病苦を切々と痛々しく書き綴った。

江戸前期の俳諧師（俳人）、松尾芭蕉は、元禄4年（1691）の47歳の晩年、次の句を詠んだ。海苔(のり)の砂が歯に噛み当たった——その瞬間の即物的な感覚と、衰えていた歯の脆弱に悄然とする。

〈衰ひや歯に喰ひあてし海苔の砂〉

江戸前期の芭蕉の門人で後援者、杉山杉風は、句集『猿蓑』に次句を収めた。

〈がつくりと抜けそむる歯や秋の風〉

たぶん前歯だろう、初めて抜けおちた歯の跡に、秋風が滲みるという〝がつくり感〟をそのまま詠んだ。

江戸前・中期の雑俳集『武玉川』は、次の市井人の一句を載せた。

〈歯が抜けてから顔の静(しづけ)さ〉

寄る年波には勝てず、一本、二本と歯が抜けていくにつれて、若き日の猛々しさも徐々に消えてゆく。老境を捉えた機微が、巧まずして人生を詠む。

江戸後期の『解体新書』を訳解した蘭方医、杉田玄白は、随筆『耄耋獨語』に次のように記述した。

「耳順の頃にいたり、初めて歯に数かずの悩み出で来たりしに、それより後は今年は一本、一本と数へ、つひには去月は一本、今月は二本と欠け始めて、今ははや一本も残りなく落尽したり。」

蘭方の大家にして、60歳で残存歯ゼロという体たらくである。年単位、月単位、そして日単位で抜けおちる歯槽膿漏に為す術もなかったのだ。

江戸後期の俳人、小林一茶は、50歳の頃、抜けそうな前歯を芥子の花に喩えて詠んだ。

〈花げしのふはつくやうな前歯哉〉

この頃は、ふわふわと穏やかな余裕をみせていたが、それは残っている歯並びへの余情であったようだ。

その2年前には、48歳の一茶は次の禁句を詠む。誰も己れの負の現実をさらけ出したくないから、タブーとして避けるのだが、一茶は恬として躊躇わない。

〈歯がぬけてあなた頼むもあもあみだ〉

南無阿弥陀仏と唱えるも、フガフガとまともな発音にならない情けなさ、口惜しさ、腹立たしさ、哀しさ……。

明治後期の俳人・歌人、正岡子規は、6年越しの脊椎カリエス（結核）で病臥し、明治34年（１９０１）の日録『仰臥漫録』に次のように筆記した。

「九月三日　朝雨　午前十一時頃晴　その後陰晴不定
朝繃帯取換　十時頃また便通（中略）
昼　粥三椀　鰹のさしみに蝿の卵あり　それがため半分ほどくふ　晩飯のさいに買置たるわらさをさしみにつくる　旨くなし　食はず（中略）
今日は昨夜来のつづきにて何となく苦し　歯齦の膿を押出すに昼夜絶えず出る　昨日も今日も同じ」

子規は、翌35年5月18日、不治の病床にあって、随筆『病牀六尺』に、ものが食べにくいと細食を託(かこ)って詠む。

〈歯が抜けて筍(たけのこ)堅く烏賊(いか)こはし〉

初夏の旬の馳走をまえに、噛めない身命をそのままに描写した禁句である。それから4カ月後の9月19日、妹の律、高弟高浜虚子らに看取られて34歳で逝く。

明治後期・大正初期の歌人、若山牧水は、明治44年にだした歌集『路上』に、次の一首を収めた。

〈歯を痛み泣けば背負ひてわが母は峡の小川に魚を釣りにき〉

幼少の頃、歯痛に泣く牧水を母親が、医師の父親の診療中を憚って、彼をおぶって近くの小川で魚釣りをみせ、わが子の痛みを紛らそうとする——佳句である。

牧水は昭和３年（１９２８）に44歳で早世するが、〈白玉の歯にしみとほる秋の夜の酒はしづかに飲むべかりけり〉の抒情歌は、ひろく愛唱された。

明治・大正・昭和中期の歌人・国文学者、窪田空穂は、大正４年（１９１５）の歌集『濁れる川』に、次の二首を所収した。

〈幾とせもわれ泣かしぬる歯なりけりふとあらずなりぬ歯医者の手にて〉

〈抜きしあとの歯ぐき寂しもまた生ゆることなしと思ふ歯ぐき寂しも〉

さらに、昭和12年の歌集『郷愁』に、次の四首を所収した。

〈上歯みな抜きとられたるすぼめ口あはれがりつつ妻も子も笑ふ〉

〈歯のあらぬ口の可笑しさ脣の垂れ込みすぼまりものをいはせぬ〉

〈歯のあらぬわが口もとよいたましみ見し老人のそれこれに似る〉

〈有り馴れてその尊さを忘れたり歯は有難し亡き親の如〉

空穂は、還暦の年に上顎の歯すべてを失って、脣亡歯寒の己れを嘆く。今さらながら、義歯に馴れて元々の歯の尊さを忘れたと悔み、〝歯は有難し亡き親の如〟と真情を吐露する。歌人・歯科医師の近義松は、全国民にアピールしたい秀歌と絶賛する。

空穂は晩年、〈口より入る食餌身より出でがたく老いたる我をいたく疲れしむ〉と詠んだ。彼は昭和42年、自ら衰残の齢という90歳で逝く。

大正・昭和前期の歌人・精神科医、斎藤茂吉は、大正9年の日誌に次のように記した。

「八月十四日。温泉嶽を発ちて長崎に帰りぬ。病いまだ癒えず。十六日抜歯、日毎に歯科医にかよふ。」

この長崎医専の赴任地で詠んだ一首は、彼の第三歌集『つゆじも』に収載された。

〈長崎に帰り来りてむしばめるわが歯を除(と)りぬ命を愛(を)しみ〉

大正・昭和初期の行乞の俳人、種田山頭火は、昭和7年の『行乞記』に次のように記した。

七月六日「終日歯痛、歯がいたいと全身全心がいたい。一本の歯が全身全心を支配するのである。夕方、いたむ歯をいぢってゐたら、ほろりとぬけた。そしていたみがぴたりととまった、――光風霽月だ。」

この50歳の年に、3本の歯をなくした山頭火は、次の一句を詠んだ。

〈ほつくりぬけた歯を投げる夕闇〉

さらに8年後、『一草庵日記』に次のように記述した。

九月五日「曇―小夕立……近く澄太老が来るといふ、なつかしや澄太さん、うれしい、うれしい。団子汁をよばれる――そして、――そして、ああ、ああになった。

〈銭がない　物がない　歯がない　一人〉

さういふ一人がどういふのだ、恥ぢろ恥ぢろ、汝自身を大地に叩きつけよ。」

昭和15年58歳、ころり往生する1カ月余り前の日付である。澄太老とは、彼の後援者の大山澄太。

大正・昭和初期の女流歌人・小説家、岡本かの子は、昭和13年の『短歌研究』に、「抜歯譜」八首を発表した。そのうちの四首を掲げる。

〈歯科医師はわが恐怖をばいたはりて執りたまへども小刀は光るに〉

〈わが肉体の一部の腐食きるとする歯科医の窓の花明かりかも〉

〈歯を抜きて口淋しけれこの夕うつつともなく見る桜花〉

〈歯を抜きて口淋しけれこの夕魚やはらかく煮て喰べつる〉

漫画家岡本一平の妻、洋画家岡本太郎の母にして、歯科治療に際し歯科医師の心の内、抜歯後の心情を感性豊かに歌った。49歳で早世する前年の連作である。

斯様に、むかしは老若も男女も殿様も乞食も、歯痛という災いを除こうと、加持祈禱し、易占いをし、歯神に参拝し、ひたすら神頼みをするしかなかった。膿漏や膿瘍が悪化して顎骨に波及し、死に至る者も少なくなかった。歯が抜ければ無残な腑抜けのまま、嘆き悔み後生を願うほかなかった。

現代であればふつうに治癒するのに、哀れ、痛ましい、気の毒な患いである。現代医学を享受している私どもは、我と彼の歯科医療の時代落差を忘れることなく、今に感恩の念を新たにしたい。

一方、江戸後期の戯作者、曲亭馬琴は、還暦61歳にして初めて体験した入歯療治に三嘆して、文政10年（1827）に墨帖した。

木床入歯を装着して、「総入歯と云ふものを用ひしより、ものいふ声も洩れず、堅きものを喰うに少壮の時に異なるなし。」と。

木床入歯とは、床を黄楊（つげ）、歯を蠟石や滑石で作製した精巧な義歯である。それは、歯並びが揃った、噛めた、飲みこめた、喋れた！　のである。けれども、専門の入歯師はわずか一握りで、値段は1両余り（10万円ほど）したので、とても庶民の手にとどく口中療治ではなかった。

大慶の至り、現代の歯科医療のDentureは、あまねく患者の従前の機能と審美を95％まで回復する。私どもは今、しごく当たり前のこととして、その恩恵に浴しているのである。

第1章

馬琴と木床入歯

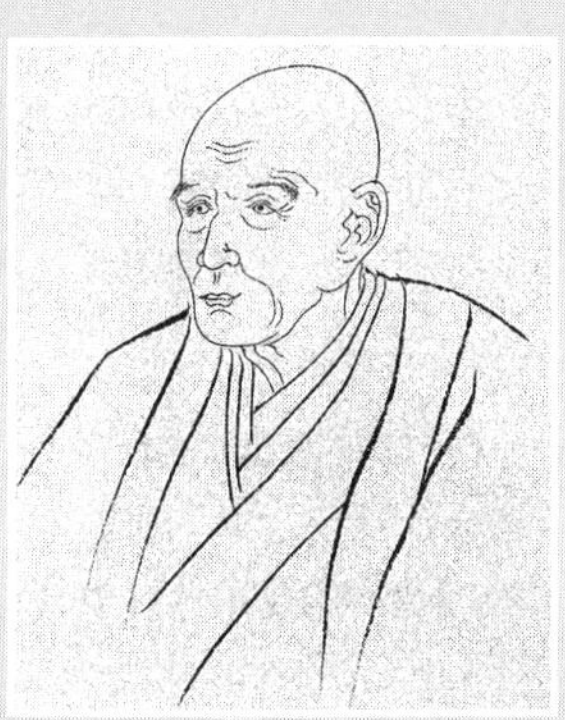

曲亭馬琴［きょくてい ばきん］
明和4年（1767）〜嘉永元年（1848）。江戸後期の戯作者。本名、滝澤興邦。のち解（とく）。別号は蓑笠（さりつ）漁隠・著作堂主人など。江戸深川の生まれ。山東京伝に師事し、寛政3年（1791）、大栄山人の名で黄表紙『尽用而二分狂言（つかいはたしてにぶきょうげん）』を発表。以後、勧善懲悪と雅俗折衷の文をもって、合巻（ごうかん）・読本（よみほん）を次々に発表する。代表作『椿説弓張月』『俊寛僧都島物語』『南総里見八犬傳』『近世説美少年録』など。

馬琴は、江戸時代後期の戯作者である。戯作とは江戸時代の通俗文学で、読本（よみほん）という長篇の大衆小説、黄表紙や合巻という挿絵入りの大衆小説がある。

彼は姓は瀧澤、戯号を曲亭と称した。文化4年（1807）に読本『椿説弓張月』が大当たりし、『南総里見八犬傳』等を次々に発表した。その勧善懲悪と雅俗折衷の小説は、一世を風靡した。稿料のみで生計を立てえた最初の文人といわれる。明和4年（1767）〜嘉永元年（1848）。

馬琴の暮らしと家人たち

瀧澤馬琴は、明和4年に江戸深川に生まれ、放浪ののち戯作に傾注し、24歳にして戯作者の山東京伝に師事する。著述では食えず京伝に勧められるまま、27歳のとき清右衛門と改め、府内飯田町の中坂下にある履物商「伊勢屋」の入婿となる。店屋は、現在の飯田橋のホテルグランドパレスの向い側辺りになる。

30歳の寡婦で、年上の新妻百（ひゃく）は、愛敬も見目もない癇性病みであった。それでも、幸（さき）、祐（ゆう）、鎮五郎（しずごろう）、鍬（くわ）の一男三女をもうける。

ひたすら著述に打ちこんで10年、手狭になった店構えを二階建の仕舞屋（しもたや）に建てかえる。二階の馬琴の部屋は、天井まで書物に埋まり、夏は大暑の西日が射しこみ、冬は火鉢も置けずに凍る寒さだ。

長子の鎮五郎は、生来の病弱で癇性であった。なんとか医者にして宗伯と改め、文政元年（1818）に神田明神下の同朋町に開業させる。現在の秋葉原駅と神田明神の中間辺りである。ひゃくとくわも同朋町に転居し、飯田町には馬琴とさきが暮らす。肝心の医者が病人なので、宗伯の療治所は開店休業だった。

馬琴は、30代半ばまで鳴かず飛ばずであったが、文化4年、40歳にして読本『椿説弓張月』が大当たりする。ついで、8年後の文化11年からだした『南総里見八犬傳』がベストセラーになり、彼は押しも押されぬ流行作家となる。（図1）

文化5年には、長女さきに呉服屋の手代の吉田新六を婿取りして、清右衛門と改めて伊勢屋を継がせた。彼は、まことに実直で従順で、なにかと馬琴の走り使いをすることになる。

文化14年には、二女ゆうを伊勢屋喜兵衛に嫁（とつ）がせる。

ここで、30年間住みなれた飯田町を娘夫婦に譲り、文政7年に58歳の馬琴は同朋町に移って、建て増した家に宗伯、ひゃく、くわと暮らす。

生来、馬琴は大柄で頑健で、還暦まで病気知らずであった。それが同朋町に移った翌年（文政8年）の閏6月に、人生初めての大患に倒れた。病いは傷寒（今でいう腸チフス）で、業界には馬琴死亡説まで飛びかった。

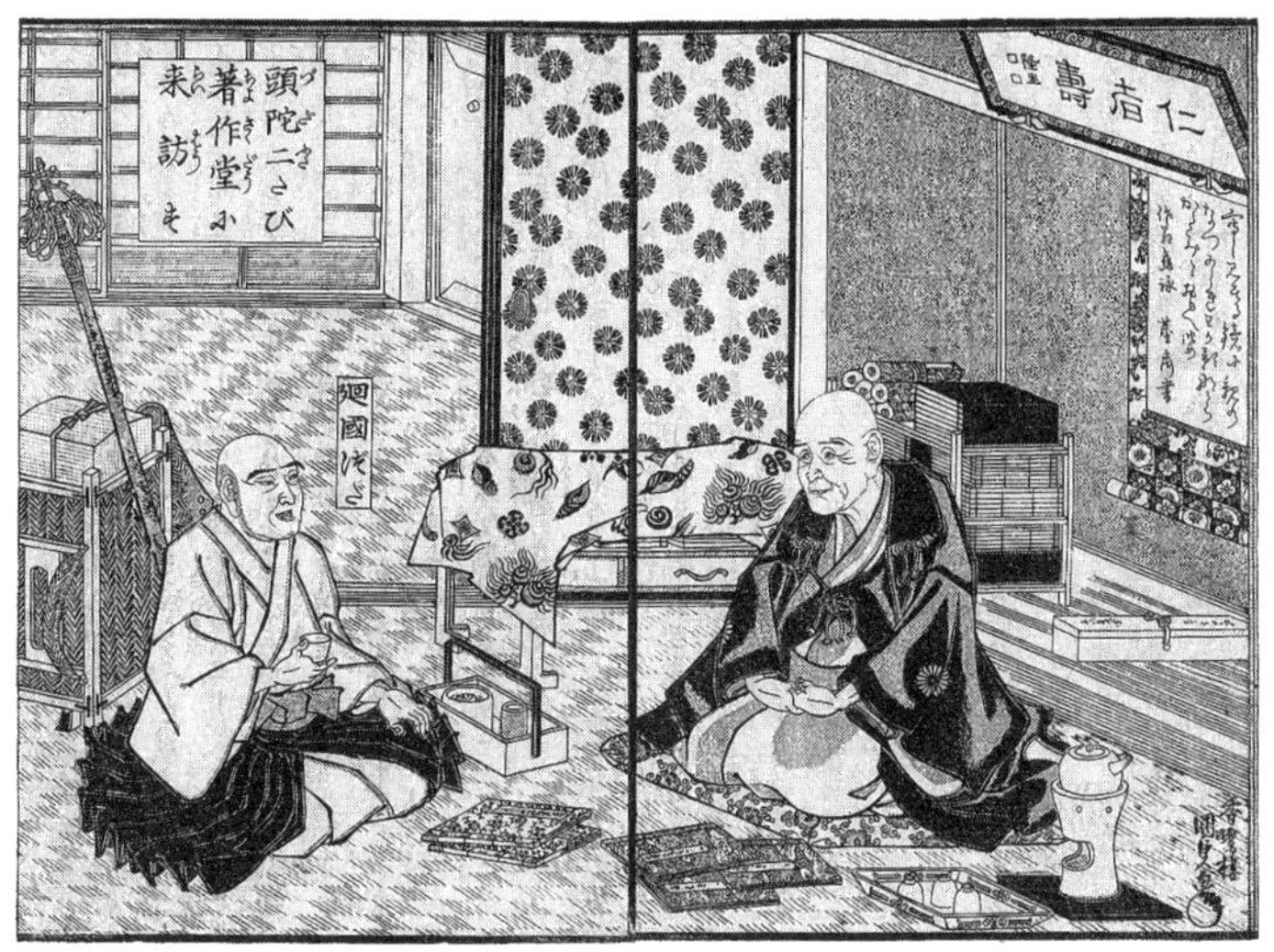

図1『南総里見八犬傳』の挿絵に画かれた馬琴（右）

当時は、病いと闘う〝闘病〟という観念はなく、得体の知れぬ病魔に理不尽に攻めたてられ、為す術もなかったのである。50日余を病床に伏し、三女くわの付きっきりの看病により命拾いした。この間、彼は病中記を、宗伯に代筆させるほど日録に執着した。

文政9年、三女くわを渥見覚重に嫁がせる。

宗伯は、翌10年、30歳で土岐村氏の鉄（てつ）、改名して路（みち）を娶(めと)る。我のつよい勝気な嫁22歳が、家人に加わった。

この文政10年、馬琴は数え61歳の還暦に剃髪し、笠翁と号する。八犬傳は半ば最盛期にあり、功なり名遂げて、彼は叩きあげの自負と尊大にあふれる。裕福だが、暮らし向きは質素だった。

馬琴は、酒をやらず煙草もやらず、唯一、甘いものに目がなかった。砂糖を欠かした日はなく、いつも金平糖、饅頭、牡丹餅が届けられていた。盆と正月には、決まって版元から白砂糖2斤が贈られる。当時、糖分の摂りすぎが、体に悪さをするという知識はない。

32、33歳から歯が欠けはじめた。著述に精出す日々、歯と歯茎の痛みと化膿に悩み苦しみ、むし歯呪い札を貼り、百度参りを重ね、本所歯神に参詣を欠かさなかった。それにも拘わらず、57、58歳には上下顎ともほとんど抜けおちた。

元来、馬琴はストイックで几帳面な性分だったが、それは年を重ねるにつれて性癖となった。40歳頃から日記を書きはじめ、それは亡くなる年まで日々、煩雑をいとわず細部を洩らさず綴られた。毎朝、前日の事柄を克明に記録するのが日課であった。その「馬琴日記」は、文政9年の60歳から天保5年（1834）の68歳までの9年間の稿本が残されている。とりわけ文政10年の分は、『雅俗日記（四）』と題されて、歯科医学史上めずらしい木床入歯に関する記述がみられる。そこには、江戸の文豪曲亭馬琴の入歯療治に難渋する有様が、赤裸々に綴られている。

還暦の『雅俗日記』抜き書き

馬琴は、文政10年、還暦61歳になって、初めて入歯なるものを用いたと、『雅俗日記（四）』に記している。実際には、文政7年頃から入歯療治を受けていたらしい。

「総入歯と云ふものを用ひしより、ものいふ声も洩れず、堅きものも喰うに少壮の時に異なるなし。」

このときから、馬琴の入歯をめぐる入歯師との攻防がはじまる。文政10年6月（旧暦）から7年間の日記を抜き書きする。（日記の文語体を口語体に、また時刻は現在の時刻に改めた）

文政10年（1827）

六月三日（丁未(ていび)）「曇、夕方小雨だが、多くはふらない。夜に入り雨、終夜間断ない。今日閑寂ぶじ、気分が勝れないので、終日、読書して過ごす。

私の右の上の糸切歯一枚、今夕脱落する。これまでこの歯を入歯のつなぎにしていたので、入歯をつなぐべきものがない。左の奥歯は上下あるけれど、みな虫歯で、わずかに四分の一が在るだけで役に立たない。私は今ここに六十一歳にして、歯牙みな抜けおちてしまった。故(もと)にかえる道理はなく、自笑に堪えない。」

木床入歯を装着する上顎右側の犬歯が抜けおちて、入歯が外れてしまったのだ。馬琴にも、もう支柱となる歯がないことは分かっている……。とにもかくにも、入歯師の所へ駈けつけるしかない。

六月四日（戊申(ぼしん)）「昼後、清右衛門が来る。今月の八日は妙貞尼二十七回忌なので、竜門寺へ行って、納める回向料と逮夜料（忌日の前夜の法要料）ならびに薬代を、あわせて百疋(ひき)（１万２千円ほど）渡す。

かつまた、牛込へ行くついでに、入歯師吉田源二郎に、明日入歯を作りにいくことを伝えるように申し付ける。」

清右衛門は長女さきの婿。竜門寺は牛込神楽坂で、現在も飯田橋西口から神楽坂通りを上った左側にある。入歯師の仕事場は、この竜門寺の近くにあった。

馬琴の日記には、入歯師の名が源二郎、源八、源八郎、源五郎と幾つもでてくるが、これは書き誤りで同一人とみてよい。吉田姓を名乗るのは、親方の暖簾(のれん)分けであろう。

清右衛門に指示した入歯師の予約は、翌日であった。

六月五日「今朝五半時過ぎ（午前8時～9時）から、私は家（同朋町）をでて、牛込神楽坂の入歯師吉田源二郎方へ行き、上下の入歯を注文し、型をとらせて、金一両を渡しておく。

ただし、去る申年（文政7年）5月中に、上下の入歯分一両一分の約束をして、内金一分を渡しておいた。その後、前の修理した古入歯で間に合っていたので、引き延ばしておいた。以前に下地（床）を作っておいた入歯の、上あごの下地が不要になったので、金二分を増額してくれと言うので了承した。以上、金一両三分になるので、残金二分は出来た時に支払うと申し渡した。」

馬琴は、すぐに新たな上下顎の入歯の型を取らせた。結局、一両は7万6千円ほど、三分は5万6千円ほどだから、全額はおよそ13万1千円の大金になる。とても庶民の受けられる療治ではない。

六月七日「夕方、牛込吉田源二郎の使いが、注文した上下の入歯のうち、下の入歯を持参してきた。上の入歯は十三日に出来るので、お越し頂きたいとのことであった。持参した下の入歯を受け取っておく。」

たった2日足らずで、下顎の入歯が届けられた。上下の入歯を注文したというのは、不具合になった入歯の型を取り直したということだった。上顎は以前に作った型があるが、下顎のほうは、支柱だった犬歯が抜けおちたので、はじめから作らねばならない。そのため仕上がりは、注文から8日後の13日になるという訳だ。

六月十三日「私は、今朝四時（午前10時）前に家をでて、牛込神楽坂吉田源二郎方へ出むいたが、彼は約束を違えた。上の入歯の黄楊の床を、今朝から作りはじめたので、今日中には出来ず、夕方四時まで源二郎宅に滞在した。

型を上下あごに合致させて、旧の下の入歯の当たる所を直させた。上下の入歯とも、明日中に届けるように申し付けた。それで、代金残り二分を渡して帰路につく。帰りに山田吉兵衛方へ立ち寄り、夕刻四時すぎに帰宅する。昼飯は、源二郎方で用意してくれた。」

馬琴は朝10時に同朋町の家をでて、神田川上の昌平橋を渡り、九段下から飯田町を通り、牛込橋から神楽坂を上る。年寄りの足では、ゆうに半時（1時間ほど）はかかる。

梅雨の日だが、患者心理で心待ち急（せ）いて汗だくで辿り着いたのに、入歯師は約束を守らなかった。上の入歯はこれから作ると告げられ、下の旧の入歯を調整し、上下の型合わせをされる。上下の入歯を口中に装着できるのは、明日になる。筆耕に忙しい馬琴は、承知はしていたものの、一日がかりの療治であった。それでも、上下の入歯の出来上がりは、翌日まで待たねばならない。

六月十四日「昨日、吉田源二郎と約束した上下の入歯、間違いなく今日中に届けると言ったにも拘わらず、持ってこない。職人の不埒、前金を渡したにも拘わらず、その不実は嘆息に堪えない。」

またも、入歯師は約束を反故にした。彼の不埒、不実を不届き至極と嘆き憤る。入歯師の職人気質は、厳格な馬琴にはとうてい埒外であった。

六月十五日「午後二時前、牛込神楽坂の入歯師吉田源二郎から使いが来て、仕上がった上下の入歯を持ってきた。それを受け取り、すぐに今日から使用する。」

注文してから10日後、やっと待ち望んだ入歯が届いた。すぐに装着したが、難や疵はなかったらしい。入歯師は、堅い黄楊の床を顎堤にフィットさせ、上下顎の蠟石の歯を咬合調整するのである。患者が自分で口腔内にセットできたのは、13日の入歯師の調整が精緻であり、彼の技術がいかに巧みであったかを示している。

それから8カ月後の早春。

文政11年（1828）

二月十日「昼食後の午後一時頃、入歯師源八郎が来た。替えの入歯を注文したので、型を取るためである。私は彼と対座したままま、夕方午後四時頃にようやく終わった。それから酒をすすめて数献、酌をした。源八郎は午後五時頃帰った。」

入歯師は、訪問歯科で患者宅を訪ねたのだ。贔屓の御大尽なので、偏屈な彼としては、精一杯の出血サービスだったろう。しぜんに馴染んで、盃を交わす仲になっている。

それから3年7カ月経つ。

天保2年（1831）

九月十二日「昼前に、清右衛門来る。……それから、入歯師源八がこちらの注文通り、百疋で八枚を取り替えるとの伝言を聞く。先年、源八に預けておいた八枚の生歯が不用になったので、戻ってきた。受け取って入歯箱に蔵めた。」

元々、馬琴は銭勘定に細かい。入歯師も欲深だから、いつも代金をめぐって掛け合いになる。今回は、歯8本の取り替え分は百疋（およそ1万2千円）で折り合いがついた。たぶん馬琴の几帳面さだろう、自分の抜けた天然歯はみな、替え歯に使うため入歯師に預けておく。不用になった歯も、捨てずに粗略にせず入歯箱に仕舞っておく。

十一月十五日「昼過ぎ、清右衛門が当日の祝儀の為に来る。……これから築土明神に参詣するというので、上の入歯の糸を繋ぎ直すことを、神楽坂吉田源八に申し付けるよう依頼し、入歯を箱に入れて持たせた。」

天保3年（1832）

八月十五日「昼過ぎ、清右衛門が当日の祝儀のために来る。過日申し付けた牛込吉田源八へ入歯の繋ぎ直しの件、源八は、下あごの床は役に立たず、上あごの歯も3枚が使えないという。上あごは修理代三朱、下歯は新しく作り直した方がよいと告げられた。けれども下歯は源八の心得違いなので、十分に話し合いをし、また注文することにした。」

木床入歯の植わった歯は、歯の穿（うが）った穴に丈夫な三味線糸を通して、全歯を床に嵌（は）めこみ、両奥歯の先につけた小釘に結びつけて固定する。その三味線糸による固定が不具合になったので、繋ぎ直そうというのだ。

八月廿八日「昼過ぎ、清右衛門、当日の祝儀のために来る。かねて牛込吉田源八へ申し付けた入歯の直しが、今日出来て清右衛門が持参した。上下四枚づつ取り替えて、代金一分一朱を彼に渡した。雑談したのち、清右衛門は帰った。」

婿清右衛門は、飯田町から神楽坂へ入歯を取りにいき、同朋町まで届け、まめまめしく舅（しゅうと）に尽している。上下8歯で一分一朱は、今の2万3千5百円ほどになる。

それから2年余りの秋。

天保5年（1834）

十月五日「午後三時頃、清右衛門来る。……吉田源八より先日修理した下の入歯に鋲を打つように申し付け、その入歯を箱に入れて、清右衛門に渡しおく。」

十月十五日「昼過ぎ、清右衛門来る。……入歯師源八に下の入歯に鋲を打たせたところ、十本では不足なので十九本打ったという。一本二分二厘なのだが、金一朱を請求してきた。鋲打ちした入歯を持参してきたので、すぐ代金一朱を清右衛門に渡した。」

入歯の黄楊の床面に鋲を打つ。小さい銅製の丸頭のついた釘を床全面に打ちこんで、頑丈な噛む面（咬合面）をつくるのだ。了解えずに19本を打ったので、さすがに源八は気が引けて、鋲2本分を負けて一朱（4千7百円ほど）を請求してきた。馬琴は、納得して一朱を婿に手渡した。

斯様に、木床入歯は、馬琴にとってまことに面倒な、骨の折れる、しかし辛抱しなければならない療治であった。入歯師との値段の交渉も、億劫な、むかっ腹のたつ掛け合いであった。

傘寿をこえる長命

さて、長年の筆耕狂いが祟って、馬琴は、天保4年の67歳の夏ごろから、右目が見えなくなり、嫁みちが墨書を手伝うようになる。老人性のあおそこひ（緑内障）であろうか……。

天保6年は、馬琴69歳まもなく古稀の年である。5月、38歳の宗伯が早世し、逆縁となる。みち30歳と2児が残された。

翌天保7年、12年間住んだ同朋町を引き払い、後家みち一家とともに四谷信濃坂の旧宅に移る。溺愛する孫の長子太郎を案じてのことだった。この頃には、両目病みの老父と厄介者の老母をかかえて、みちが一家の働き手になっていた。

翌天保8年7月、飯田町の頼りの清右衛門が、51歳で呆気なく逝く。翌年、寡婦さきの婿に鱗形圧二郎を入れる。

馬琴は、天保11年74歳で失明し、みちが彼の八犬傳の口伝えを代書する。ひゃくが二人の仲を疑い、ヒステリーをおこすほど彼らの息は合っていた。

天保12年、ひゃくはしぶとく78歳まで生きて、この2月に馬琴より先に亡くなる。

8月、みちの懸命の手助けにより、98巻106冊つづいた『南総里見八犬傳』は、大団円をむかえて完結する。馬琴74歳、28年におよぶロングシリーズであった。

その後も、盲目の馬琴はみちの献身に支えられて、飽くなき口述をつづける。晩年には、日記もみちと太郎が代わる代わる代筆した。

ついに馬琴は、嘉永元年10月中旬に倒れた。みちの渾身の介抱をうけるも〝喘息悩悶甚だしく〟、11月6日信濃坂で、みちと太郎に看取られて他界した。病因は肺炎であろう、行年81歳。

1年後の10月、瀧澤家の行く末を託した太郎は、祖父の一周忌を待たずに22歳で病没した。みちは10年後、安政5年（1858）8月に53歳で逝く。

死と隣り合わせの時代、馬琴を取りまく親しい人たちは、彼より若くして黄泉（よみ）へ旅立った。人生50年の時代にあって馬琴は、図太く傘寿をこえる寿齢を生きた。今でいえば、ゆうに白寿にとどく長命である。

文　献

（1）『生誕二百年記念　曲亭馬琴』奈良県天理市天理図書館　1967
（2）『研究資料日本古典文学　第四巻　近世小説　曲亭馬琴』大曾根章介（他）編　明治書院　1983
（3）『新潮古典文学アルバム23　滝沢馬琴』新潮社　1991
（4）『馬琴日記』中央公論社　1973
（5）『日本歯科医史学会々誌　第2巻第1号　馬琴日記に記載された歯科記述　特に入歯について』新藤恵久　日本歯科医史学会　1974
（6）『歯界展望　第66巻第5号　義歯2つの場合—杉田玄白と瀧澤馬琴（下）』中嶋昌雄　医歯薬出版　1985

第2章

一茶と哀歯暦

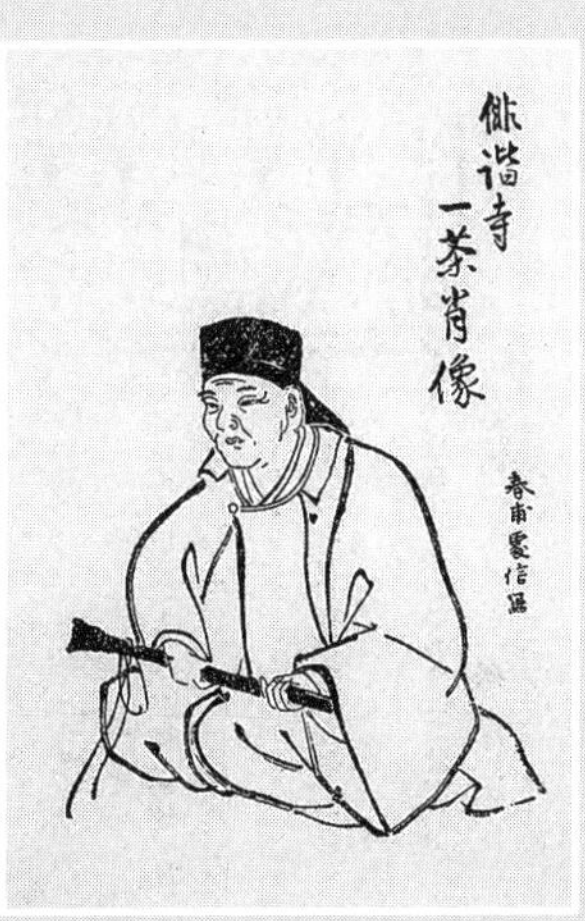

小林一茶［こばやし　いっさ］

宝暦13年（1763）〜文政10年（1827）。江戸後期の俳人。名は弥太郎、信之とも称。別号、俳諧寺。信濃柏原の農家に生まれる。15歳で江戸へ出て、俳諧を二六（にろく）庵竹阿に学んだ。俗語・方言を取り入れ、主観的・個性的な句でひろく知られる。晩年は郷里で逆境のうちに没。作『おらが春』『父の終焉日記』『七番日記』『我春集』など。

俳人の小林一茶は、江戸後期の宝暦13年（1763）から文政10年（1827）まで生きた。この65年間に、2万余の俳句を詠んだといわれる。江戸前期の松尾芭蕉は3千句、江戸中期の与謝蕪村が1千句というから、一茶がいかに濫作であったかが窺える。実に、一日一句を詠んだ勘定になるが、このうち秀句は3百余という。

一茶は、妻帯もせず50歳まで江戸で独り俳諧一筋に明け暮れ、文化9年（1812）、50歳にして後ろ髪を引かれながら古里に帰る。江戸暮しは貧乏であったが、帰郷してからは、俳諧宗匠の収入のほか、北信濃の柏原村の土地持ちになったので、当時としては、そこそこの素封家であった。

文化11年、52歳のとき28歳のキクを娶り、10年後に彼女を亡くした。文政7年に38歳のユキと再婚するが、2カ月半で離縁する。文政9年、64歳になって32歳のヤヲと再々婚するが、1年半後に病没した。

三人の妻はみな20～30代の女盛りで、一茶とは24から32の年の差婚である。それというのも、彼がひとえに食い扶持に困らぬ御身分であり、また荒淫といってよい色好みであった故（ゆえ）である。

その一茶の家内は、哀切をきわめた。

10年共にしたキクとの間に、三男一女をもうけた。けれども、長男千太郎、長女サト、二男石太郎、三男金三郎は、みな五節句の七五三を祝うことなく夭折した。当時、子が親より先に亡くなる逆縁は、日常のことであった。死因は、栄養失調、麻疹（はしか）、疱瘡（天然痘）、怪我など、現代では免れうる病いだった。

再々婚のヤヲは、一茶の死後に二女となる遺腹の子ヤタを生む。

彼は50を過ぎて、13年の短い間に五子をもうけた。

生涯、句作に没頭した一茶。その没後、弟子や後人たちが生前の句帖や句日記類を編纂し、師の膨大な俳業を後世に遺した。本編では、夥しい一茶の句のなかから、彼が歯口腔の病いに悩み苦しみ、その煩悶を託した句を選り抜きし、小林一茶の哀歯暦を綴った。

歯を失うまで

歯口腔にかかわる初句は、文化3年、一茶44歳のときに詠まれた。

〈初霜や茎の歯ぎれも去年迄〉

茎は、冬の野菜や大根の漬物である。この茎漬けは昨年までは、さくさくと歯切れよく噛めたのに、残っている歯は不甲斐ないと嘆く。

そのあと、歯は次々に抜け落ち、47歳の頃には数えるほどになっていた。

〈なけなしの歯をゆるがしぬ秋の風〉

〈なけなしの歯を秋風の吹にけり〉

文化6年8月末、信濃金箱村で、諏訪神社の秋祭の花火をながめた。もはや数少ない朧漏歯が、秋風に吹かれて揺れると慨嘆する。のこった歯を吹きぬける秋風の冷たさを詠んだ、大仰な悪あがきであろう。

48歳。翌文化7年正月、江戸の上野柳橋辺りに住む。山桜の花が凍みるのをみて、失った歯を思い浮かべる失意を詠む。

〈山桜花をしみれば歯のほしき〉

10月末には、深川で初雪にあい、雪や雪やとはしゃぐ声も腑抜けている。

〈初雪や雪やというも歯ナシ哉〉

翌文化8年、49歳。6月初め、宗匠一茶の俳席を催すため、舟で上総（かづさ）の木更津に出むく。日記によれば、7日「晴　大乗寺ニ入　天王祭」、16日「折々夕雨　一茶歯一本欠ル」とある。

その一本は、頼みの最後の一本であった。そのときの様子は、『七番日記』に書き綴られた。

「十六日昼ごろ、キセルの中塞がりてければ、麦わらのやうに竹をけづりてさし入たるに、中にしぶりてふつにぬけず、竹の先僅爪のかかる程なれば、すべきやうなく、前々より欠け残りたるおく歯にて、しかと啞へて引たりけるに、竹はぬけずして、歯はめりめりとくだけぬ。あはれ、あが仏とたのみたるただ一本の歯なりけり。さうなきあやまちしたりけり。釘ぬくものにてせば、するするとぬけぬべきを。」

わが仏（自分の一番大事なもの）と頼む只一本の奥歯……それを刻み煙草の脂とりの代用にした、己れの迂闊（うかつ）さを悔みきれない一茶である。

半月後の翌7月3日には、己れの愚行を竹籠をかじるきりぎりすの行為に比喩する。古くは、きりぎりすは〝こおろぎ〟を指した。

〈がりがりと竹かぢりけりきりぎりす〉

因みに、松尾芭蕉は元禄4年（1691）に、〈衰ひや歯に喰ひあてし海苔の砂〉と詠んだ。47歳のときであるが、彼はまだ丈夫な歯揃いだったのだろう。

歯を失ってから

一茶は同7月には、自嘲と無念をこめて歯無しの哀傷を詠んだ。俳席の席上、連句を読みあげる声に宗匠の威厳を損ない、自尊心をズタズタにされる。

〈歯がぬけてあなた頼むもあもあみだアモアミダ仏あもだ仏哉〉

南無阿弥陀仏と念仏を唱えるも、まともな発音にならない情けなさと悲哀を表現して、鼻白む。

50歳。翌文化9年3月、ふわふわと咲く芥子（けし）の花をみて、まだ前歯のあった頃を愛おしく追憶する。

〈花げしのふはつくやうな前歯哉〉

歯無しになって9カ月余り経っても、未練を捨てきれない切ない心情とも読みとれる。

この年の11月、去りがたい御江戸をあとにし、「下下の下国の信濃も、しなのおくしなの片すみ」と卑称した古里柏原へ帰った。当初は知人宅に居候したので、〝かくれ家〟と称したが、隠遁したような鬱々たる気分だったのだろう。正月の節句をまえに、弱々しい声音で福を詠む。

〈かくれ家や歯のない声で福は内〉

51歳。文化10年を知人宅で越年し、正月の節分を年末の一句に連ねて軽妙に詠む。

〈かくれ家や歯のない口で福は内〉

もはや歯無しに諦めがついて、すりこ木（すり鉢で物をすりつぶす棒）のようになった歯茎を詠んで正月を祝う。

〈すりこ木のやうな歯茎も花の春〉

2月には、長年仲違いしていた弟専六と和解し、亡父の土地・家屋の遺産を折半し、終いの栖（すみか）と定めた生家へ移る。居候宅をでる様を先の節分句と対比し、自らを鬼に喩えて詠んでいる。

〈かくれ家や歯のない声で鬼は外〉

閏11月、相も変わらず歯無しを題材として、節分の福豆も婚儀の祝詞（しゅくし）も自虐的に作句する。

〈福豆や福梅ぼしや歯にあはぬ〉

〈高砂や鬼追出も歯ぬけ声〉

52歳。文化11年4月、28歳のキクを娶る。8月には、〈楽々と喰ふて寝る世や秋の露〉と、新妻との暮しを彼なりの言い草で惚気（のろけ）る。

54歳。文化13年4月、長男千太郎を授かるが、生後1カ月足らずで亡くす。5月11日の日記に「晴　午刻ヨリ雨　柏原ニ入　四月十四日生男子寅刻没」と短く記す。

夏、おこり（マラリア）に罹り、ひと夏を気息奄々と過ごす。

56歳。文政元年5月、長女サトが生まれる。

57歳。文政2年正月、こぞ（昨年）に生まれたあどけない娘に一人前の雑煮膳を据えて、〈這へ笑へ二ツになるぞけさからは〉と欣喜雀躍する。

その半年後、6月21日の日記「晴　サト女比世ニ居ル事四百日　一茶見新百七十五日命ナル哉　今巳ノ刻没」。長女は、ようやく14カ月の命であった。

同12月、初めて歯固（はがため）の句を詠む。

〈歯固にカンといはする小粒哉〉

〈歯固の歯一枚もなかりけり〉

歯固とは、歯を命とする古来の習わしで、正月三箇日に御鏡（鏡餅）を飾り、長寿を願って栗や木の実を噛む。カンと鳴る小粒は、乾した固い剝き栗の搗栗（かちぐり）だろうか。

58歳。文政3年。

〈歯もたぬ口に啌へてつぎ穂哉〉

つぎ穂とは、接木（つぎき）する苗木のこと。歯無しの深い皺に刻まれた口元に、若い接木をくわえて若盛りにあやかりたい、という年寄りの切ない願いであろう。

〈歯ぎしみの拍子とる也きりぎりす〉

虫類を好んで詠んだ一茶には、きりぎりすの鳴き声が、歯のきしむ音に聴こえて往時を懐かしむ。

同年10月初旬、二男石太郎生まれる。10日ほど後、一茶はにわかに中風（ちゅうぶ）を患い、半身不随になるが、幸い徐々に快方にむかう。

59歳。文政4年は、病臥のまま年を越した。正月明けに、生後4カ月の二男石太郎を葬る。

〈やき栗を噛んでくれろと出す子哉〉

歯無しの自分に栗をくだいてとせがむ、亡き我が子を夢想した哀傷の句である。

〈いんま大王と口あくざくろ哉〉

〈妙法の声に口あくざくろ哉〉

執拗に歯無しを詠む。歯無しの口元が熟れて割れた柘榴(ざくろ)に似ているとは、いかにも無惨な表現ではないか。地獄の閻魔(えんま)大王と、仏の妙法蓮華経の両極のまえで、己れのざくろ口を開けるという、老い先短い一茶の不貞腐れた強がりであろうか。

歯を懐かしむ

晩秋の頃、〈年神に御任せ申す五体哉〉と詠むように、病いはだいぶ恢復する。ふたたび、長寿祈願の歯固を詠んだ。

〈人並に歯茎などでもかためしか〉

〈台所の爺に歯固勝れけり〉

60歳。文政5年3月、三男金三郎が誕生する。老父の一茶は、玩具の鳩笛を吹いて、1歳を越えた可愛い盛りの子をあやす。

〈歯もたぬ鳩吹いつち上手也〉

〈翌(あす)ありと歯なしも吹くや鳩の真似〉

この頃、初めて木床入歯が一句詠まれた。

〈まけぬきに栗の皮むく入歯哉〉

記録によれば、当時、信濃善光寺付近に、入歯口中療治一切を謳う入歯師が営業していた。歯のそろった者に負けぬと、入歯で栗の皮をむく――それが、一茶自身であったかは疑わしい。むろん高価な入歯の支払いには事欠かなかったろうが、彼が入歯を注文していれば、その新しい題材を勇んで詠んだはずである。ほかに入歯の句が見当たらないのは、入歯師とは縁がなかったからであろう。

61歳。文政6年の初暦（年明けの暦開き）に、ほろ苦い歯固の儀をおこなう。

〈人真似に歯茎がための豆麩哉〉

豆麩（とうふ）は、今の大豆の豆腐ではなく、小麦粉を固めた食べ物である。栗や木の実の歯固を真似て、独りやわらかい豆麩を歯茎で噛みほぐす。

同5月12日くもり、時折驟雨ふり、病いの妻キクが37歳で没する。三男金三郎と、7月にキクの新盆を迎える。〈かたみ子や母が来るとて手をたたく〉と、1歳半に満たない吾子の仕草を詠む。かたみ子は形見児で、遺児をいう。

涙を誘う秀吟だが、それから5カ月のち、金三郎は父をのこして逝く。

62歳。文政7年5月、独り身の侘しさから、後妻にユキを迎えるが、2カ月半で離縁する。そのあと閏8月、善光寺の門人宅で中風を再発、舌のまわらぬ身となった。心ならずも、湯田中に近い横倉の門人医師宅で療養する。老いの一茶に、北信濃の寒さが惻々と迫る。

〈茎漬の氷こごりを歯切哉〉

〈わか水の歯に染（しむる）のもむかし哉〉

むかしは、氷に凝（こご）った茎漬を、威勢よく歯で噛み切ったものだ。むかしは、若水（立春の日早朝に汲む冷たい水）が歯に染みたものだ。どちらも、病臥中、陰暦正月（陽暦2月4日頃）の立春に詠んだ。もはや決して戻ることのない、歯並びのあった往時を懐かしむ。衰えていく身に、〝歯は命〟の有りがたさが骨身に滲みていた。

63歳。文政8年。老残の身が焦り急いで処々を巡行し、ムリヤリ俳席を重ねる。持病の中風が悪化しても、駕籠（かご）に乗って近場の門人宅を転々とする。その作句への飽くなき執念は、門人たちを辟易（へきえき）させた。中野部落という在で詠んだ連句に、次の一句がのこされる。

〈生栗をがりがり子ども盛哉〉

幼年の己れのことか、亡き子どもたちか、生栗をガリガリかじる子の姿が妄想のように浮かぶ。この句が、一茶の執着した歯無しの哀句の仕舞いであった。

64歳。文政9年8月、一茶は俳諧に精魂を傾ける一方、命を振りしぼるように32歳の子連れのヤヲを後妻に娶る。彼は、年の差32の再々婚の女盛りにむしゃぶりつく。

65歳の晩年。文政10年6月に柏原大火で焼けだされ、ほうほうの態で六川部落に身を寄せる。11月初旬に焼けのこった自宅の土蔵に、息絶え絶えの身を横たえる。囲炉裏のかたわらに伏して、〈やけ土のほかりほかりや蚤さはぐ〉と絶句を詠む。

同11月19日明け方、五体にわかに悪化し、身重のヤヲに看取られて息を引きとった。

5カ月後の翌文政11年4月、1年3カ月で未亡人となったヤヲは、一茶の遺腹の二女ヤタを産む。皮肉にも、ヤヲはそれから40年余り長生きし、また父親を知らない第五子ヤタは、それから46年を生きた。

文　献

（1）『新訂一茶俳句集』丸山一彦校注、岩波文庫　1990
（2）『歯句随筆　一茶袍稿』近義松　1991
（3）『一茶七番日記（上）』丸山一彦校注　岩波書店　2003
（4）『一茶七番日記（下）』丸山一彦校注　岩波書店　2003

第3章

内村鑑三と歯恩

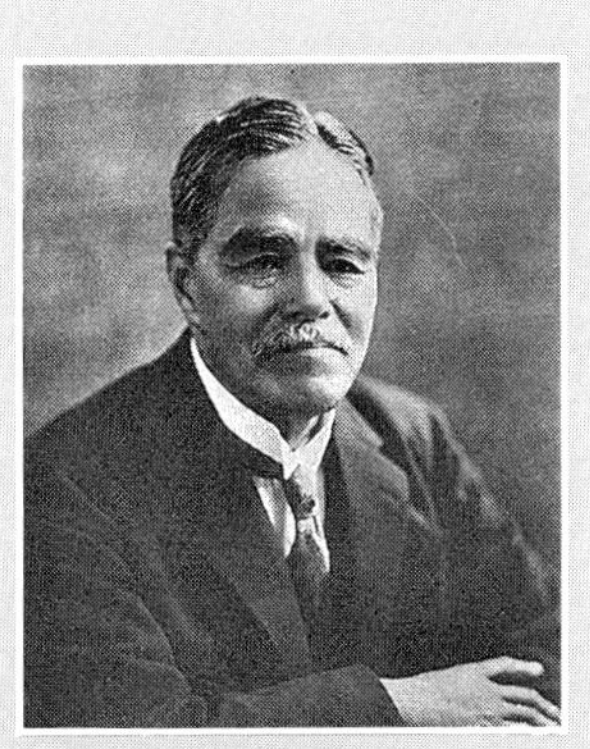

内村鑑三〔うちむら　かんぞう〕
万延2年（1861）〜昭和5年（1930）。宗教家・キリスト教の思想家。高崎藩士の子として江戸藩邸に生まれ、札幌農学校に学び、独自の無教会主義を唱えたキリスト教伝道者として知られる。教育勅語の礼拝を拒む不敬事件を起こし、日露戦争開戦時には非戦論を主張した。雑誌『聖書之研究』を創刊。主著『基督信徒の慰め』『求安録』など。

キリスト教伝道者　内村鑑三

内村鑑三は、明治・大正期における日本の宗教家である。キリスト教の思想家・伝道者であり、聖書学者、文学者ともいわれる。彼の愛好した箴言「二つのJ（JesusとJapan）」が示すように、ナショナリズムとキリスト教を融合させながら、福音主義信仰を守って、独自の無教会主義を唱えた独立伝道者とされる。[1] 万延2年（1861）～昭和5年（1930）。

作家の志賀直哉は、白樺派の盟友武者小路実篤と共に、生涯でもっとも影響をうけた人物として内村鑑三を挙げた。志賀は、明治40年（1907）の24歳の時の印象を、「内村鑑三先生の憶ひ出」として次のように綴っている。

「……先生は腰かけたまま机の横桟に足を突張って、椅子ごと仰向けになられ、『困ったなあ』と大きい歯を露はし、笑ひながら嘆息された。私は七年間に此時程、先生を親しく身近に感じた事はなかった。」

内村の長男祐之の妻美代子は、義父の持病を回想して次のように記述した。[2]

「父の健康は、決して人にすぐれていたとは言えない。札幌農学校へ入学のとき、お医者が首を傾けたのは父一人だったというし、その前に肋膜を病んで、一年休学されたことも

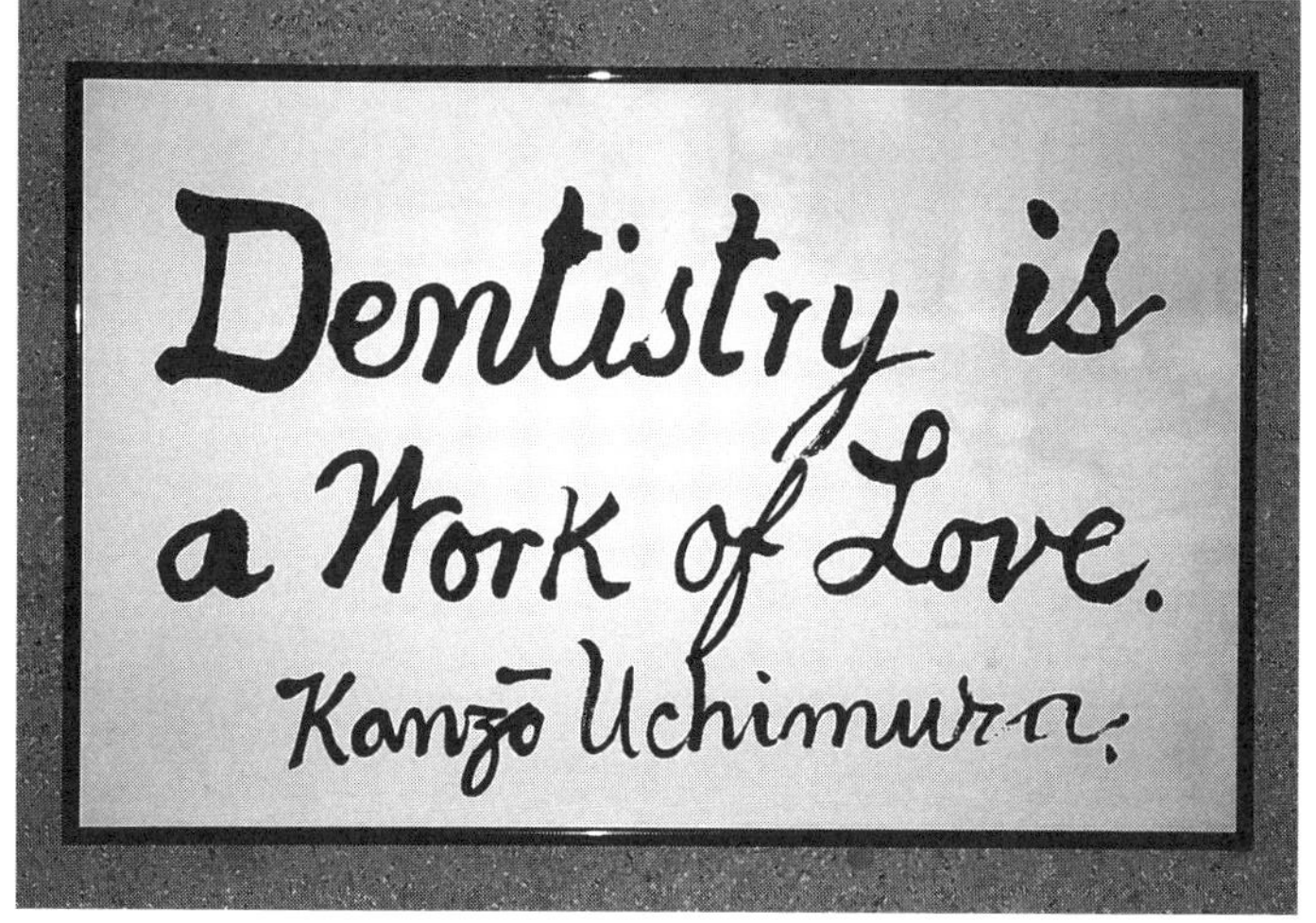

図１　内村鑑三の歯恩の英文揮毫

ある。壮年期に入ってからも、腸チフスにかかったり、咽喉を痛めたり、足痛があったり、視力が衰えたり、歯がわるかったりといった具合。不眠症には生涯を通じて悩まれたし、視力も左右著しく異なっていて、読書の時には拡大鏡を離されなかった。しかし、それだけに保健には注意深く、ついに七十の齢を最後まで活動のうちに保たれた。」

内村が明治28年に著した英文の著書『How I Became A Christian 余は如何にして基督信徒となりし乎』[3]は、自らの宗教回心を告白し、欧州各国のプロテスタント信者たちに広く読まれ、一躍、内外に宗教家として名声を博した。

その邦訳書のなかで、彼は歯痛に関し次のように記した。

「このほかに、(日本には)歯痛に苦しむ者をなおす神がいた。絶えずこのつらい病気に悩まされていた私は、この神にも祈り求めた。この神は梨が大きらいで、信者に梨断ちを強要した。私はもちろん、その要求に喜んでこたえた。後年、化学と毒物学とを研究した結果、この梨断ちにはりっぱな科学的根拠があることがわかった。ぶどう糖がむし歯に有毒なことは、人の知るとおりである。」

彼は日々、丹念に日記を綴った。大正8年(１９１９)の58歳から昭和3年の67歳までの10年間、歯口腔の病いに悩み苦しみ、各所の歯科医院に通った闘病の有様が痛々しく記されている。[4][5](図1)

内村の歯口腔の闘病日記

その記述は、大正８年の年明け早々にはじまる。

「一月八日（水）晴　終日家に在りて来客に接し又読書した。マクス・ムラーの『宗教起原論』中の長い二章を読んだ。更に歯一本を失った。残余の歯が段々少くなった。然し心配するに及ばない。余の一生に、食物を供給するに足る丈けの者は残るであろう。『我らが外なる人は壊（やぶ）るゝとも、内なる人は日々に新たなり』である。夜柏木兄弟団祈禱会あり、来会者僅に十二人、然し祈禱は熱心であった。」

この日、歯一本を失って残りの歯を心頼みにし、心配するに及ばないと強がって、自らを慰撫する。

内村は、明治40年から東京府下の淀橋町大字柏木字中通９１９番地に居住し、亡くなるまで23年間を過ごした。現在の新宿区にあった自宅は、３００坪もあった。無教会主義を唱えた彼は、聖書研究社教友会を興し、この自宅で日曜日毎に聖書研究会をひらいて祈禱し講話した。

「二月二十七日（木）晴　半日を歯の治療に費した、辛かった。」

どこの歯科医院かは記されていないが、柏木の近所の歯科医師村山覚弥を受診したと推測される。村山は、明治22年生まれの30歳で、歯科医術開業試験に及第して歯科医師免許証をうけ、大正8年8月に同地で開業した。

半年後の翌大正9年になる。

「九月十三日（月）晴　久振りにて疲労の月曜日である。何事をも為し得ない。（中略）○歯の改築の必要起り歯科医学士小川宝嶺（たかね）君の治療室に行き、二時間余の治療を受けた。上顎に残る数本の健歯の存する間が、余の講演的生命である。それが無くなる時には、余は厭でも講壇を降らねばならぬ。後、長くはあるまい。然し成るべく其期間を長くしたく欲ふ。」

柏木の歯科医師では、手に負えなかったのだろう、半年後に小石川区上富坂の小川宝嶺を受診する。小川は、教友会に出入りする教友であった。彼は明治19年生まれの33歳で、東京歯科医学専門学校を卒業し、大正8年に同地で開業した。〝歯の改築〟とは義歯の作製を意味するのか、内村が歯科医学士の小川に期待したことを窺わせる。

内村がもっとも怖れたのは、すべての歯を失うことにより、信者や支援者への布教の講話に支障を来たすことであった。マイクや拡声器のない時代なので、壇上から歯無しの肉声では聖教は説けない。それは、彼の伝道者生命に関わることだったのだ。

「九月十四日（火）曇　歯科医通いと訪問客の接待と、少し許りの原稿書きとに全日を費した。此世の事に就て、多くの悪事を読ませられ又聞かされる。只聖書の研究のみ純粋の快事である。」

「九月十六日（木）晴　殆ど全日を歯の治療の為に費した。治療台の上に横たはり、我が身体を医師の手に委ね、彼をして意ふが儘に治療せしむ。時には救はるゝ身となるは、余の如き者に取りては最も善き事である。」

歯科医院の治療台にあって救われる身となるのは、己れにとって善き事と自省し、翌日には、さらに10年間は講壇に立つことを願う。

「九月十七日（金）半晴　引続き歯科医通ひである。口中を改良して、今後尚十年間講壇に立たんとの計画である。成功を祈る。」

翌大正10年につづく。

「一月三十一日（月）又復歯の治療が始まった。更らに又一本抜かれた。余り気持ちの好きものではない。生命が夫れ丈け縮まったのである。然し他に縮まらない生命がある。其れは、肉の生命に頓着せずして働かんとする生命である。主の栄光（みさかえ）さへ挙れば、自分は如何（どう）なっても可なりと信ずる生命である。歯一本を抜かれても、此不死の生命に思ひ当らざるを得ない。」

内村は、歯一本を抜かれて、生命がそれだけ縮まったと脅えながら、神を信じる不死の生命に救いを求める。

「二月一日（火）晴　暖かい春のやうな日である。……歯を抜かれて急に老人に成ったやうに感ずる。然し悪い歯を抜かれた事であれば、気分は其れ丈け善く成って愉快であった。健康が欲しいのは、モット沢山に神の福音を説きたいからである。今羅馬書の講義が始まったばかりである。まだまだ廃る事は出来ない。願わくは歯科医の治療功を奏して、長く高く福音を唱ふるの口を与へられんことを。」

村山―小川―尾崎―福田歯科

「三月五日（土）晴　ドクトル尾崎稀三君の技術と親切とに由り、困難なる歯の治療を終へた。是れで先づ当分の間、語るにも食ふにも差支は無いであろう。歯科医術に於ては米国が世界第一である。而かも日本人にして米国に学んで、米国人以上の技術に達する者あるは、是れ亦喜ぶべき事実である。」

　2月に内村は〝困難なる歯の治療〟のため、小川宝嶺からドクトル尾崎稀三に転医する。尾崎は、明治6年生まれの48歳で、明治39年にペンシルベニア大学歯科部を卒業し、ＤＤＳの称号を有する。帰国して10年ほど、東京歯科医学専門学校の非常勤の教授をつとめ、麹町区山元町で開業していた。

それから2年余り、症状は落ち着いていたようで、尾崎歯科通いの記述はみられない。大正12年春になる。

「三月二十六日（月）晴……午前は小石川上富坂町に教友歯科医小川宝嶺君を訪問し、歯の掃除をして貰った。後に牛天神に詣り、昔懐しき紅梅の古木の咲乱れるを見て、小石川在住の当時を追懐した。……」

それが大正13年春になって、にわかに口腔治療の記述があらわれる。

「四月四日（金）曇　口腔の改築が一先づ済んだ。大分の工事であった。此所当分語るに差支あるまい。但最後の工事はまだ済んだのではない。其内に全体の崩解が来て、口腔改築の必要も無くなるであろう。其時まで一生懸命に働けば宜いのである。……」

先年にも記された〝口腔改築〟とは、どのような治療を指すのか。おそらく大正時代に入った、アメリカからの新しい蒸和ゴム床義歯が装着されたのだろう。〝一先づ済んだ〟とあるから、それまで治療をうけていたのに、めずらしく日記には綴らなかったようだ。

「四月二十一日（月）晴　引続き歯を病んだ。然し肉体は健全である。」

口腔改築の2週間足らずで、歯の不調を訴えながら、肉体は健全であると強調している。

「四月二十六日（土）晴　歯を抜かれ却て爽快を感じた。悪しき者は我が肉と雖も、之を切断して棄つべきである。コリント前書五章七節に於ける『旧きパン種を除きて新しき団塊となるべし』と、パウロの言を思ひ出した。」

当時は、歯痛の最終の治療は抜歯であったから、とにかく歯の痛みから逃れたいという、患者の切なる願いは叶えられる。10日ほど後の朝夕の集会では、彼は、神の加護により生気に満ちた聖日であった、と感謝を捧げる。

「五月四日（日）晴……朝は二百二十人余り、夕は百人余りの出席者があった。引続き口中治療中にて講演は振はなかったが、生気に充てる集会であった。神の恩恵に因り、聖書研究に関する事は、何を為しても成功である事は感謝の至りである。……」

だが、10日余り後には、苦痛を刻む。

「五月十五日（木）雨　引続き歯にて苦しめられる。何時治まるものにや。……」

それから2カ月半後、人伝てに新しい歯科医師を訪ねる。

「八月一日（金）晴　暑い一日を丸ノ内某ビルヂング内の一室に費した。然し左程に暑く感じなかった。○聞く或る仏教徒は曰へりと、『米国宣教師には帰って貰へ、然しイエスを棄るな』と。此声を仏教徒の口より聞いて、我等はイエスの既に日本に土着し給ひしを知りて、感謝に堪へない。……」

ここに記された丸ノ内某ビルヂングとは、京橋の大阪商船ビルで、その4階に福田歯科の分院があった。この初診日には、担当の歯科医師の名前は記されていない。

1カ月ほど後の九月五日には、歯科医師福田利祐、とある。

「九月五日（金）雨　歯科医福田利祐君の親切と技術とに由り、口腔の改築を終り大なる感謝であった。実に難工事であった。願ふ此恩恵を神と同胞との為に、最も有益に使用せんことを。……」

福田利祐は、明治19年12月生まれ、42年に日本歯科医学校を卒業し、同年神奈川県横浜市吉田町一丁目七に開業した。30代半ばで都心の京橋に分院をだしたのだから、相当の遣り手であったのだろう。

日記には、「東京に行く」「バビロンの町」と散見される。内村が通院がてら、京橋から銀座界隈を銀ブラしたことを窺わせる。1カ月ほどの通院で、口腔の改築は終ったと感謝しつつ、実に難工事であったと、それに耐えた自らを慰撫する。

因みに、室生犀星（1889～1962）は、大正・昭和の抒情豊かな詩人・小説家である。彼は歯口腔の病気持ちで、短篇「歯の生涯」には、「私の生涯は、歯痛に悩まされ通しであった。」と書きだす。彼の日記には、歯口腔疾患に苦しむ様相が克明に綴られている。偶然にも、昭和28年6月26日のページに、次の記述がみられる。

「金曜、くもり、晴交々。……郵船ビル金子内科でレントゲンを撮り、診断したら肋膜の悪いことが判った。……隣は歯科で四台の療治椅子に、患者がそれぞれ治療を受けていた。

女歯医者が涼しい二ノ腕を出して仕事をしているのが見え、女医というものが偉そうに見えた。……」（郵船ビルは、商船ビルの間違い）

この歯科は、福田歯科である。内科の検診で商船ビルに出向いたのだが、犀星には、隣の歯科医院も気掛りだったのだろう。蒸し暑い日、ガラス越しにのぞく白い腕をだした女医の涼やかさが妬ましかった……。

大正14年にも、内村の歯科通いはつづく。

「一月十五日（木）曇　今尚歯科医に通って居る。我が永久の悩みである。此悩みの去る時に、我が生涯の仕事は終るのであろう。」

内村は、歯痛を永久の悩みであると慨嘆し、この悩みが去る時（死する時）に、生涯の仕事も終わると諦観する。彼にとっては、永久の歯痛と生涯の仕事は、一蓮托生なのであった。

長野県小諸の吉武歯科医院

内村は毎年、夏には軽井沢に避暑にいく。大正14年は8月4日に、軽井沢の沓掛の星野温泉にいく。長野県北佐久郡軽井沢町字沓掛で、現在の星野リゾートである。当時は鄙（ひな）びた保養温泉で、そこの山荘に逗留する。彼は、沓掛と一里余はなれた旧軽井沢を、宣教師や文化人の夏の都と言いながら、自分の居るべき所でないと斜に構える。とはいえ内村は、ここで多くの知人に出会うのである。

あいにく、持病の歯痛に襲われる。軽井沢には歯科医院はないため、8月6日に小諸町に出むく。小諸町は、沓掛から信越線で30分余かかる。

「八月六日（木）曇。歯の治療の為に小諸に行いた。往復の汽車中にショペンハウエルを読んだ。……」

大正14年当時、小諸町は北国街道の由緒ある街で、『日本医籍録』第二版「歯科医師之部」によると、町内で開業している歯科医師は6名いた。内村は、名所の懐古園に近い吉池歯科を訪れた。

「八月十四日（金）雨。今日も亦歯の治療の為に小諸に行いた。気が落附いて治療には最も好くある。引続き希伯来（ヘブライ）書を研究し、多くの新しき光明に接する。……」

「八月十七日（月）雨。霧深し。今日も亦小諸に行いた。独り懐古園を散歩した。盂蘭盆（うらぼん）にて汽車込合ひ、友人より蓙（ござ）を借り、三等客車の乗降口に之を布き、其上に座して帰った。近頃にない面白い汽車旅行であった。」

「八月十九日（水）晴。希伯来書十一章を読んだ。……○今日も亦小諸に行いた。」

「八月二十五日（火）曇。山に来て丁度満一ケ月である。其間に四回説教した。……又小諸町の歯科医吉池武一君の許に十数回通って、君の親切なる治療を受けた。」

　内村は、6日の初診から25日までに、十数回通ったというが、日記には6日、14日、17日、19日、25日の5日間しか記されていない。彼が歯科治療を書き落とすはずはないから、たぶん思い違いだろう。

　吉池武一は、明治21年4月25日に生まれ、東京歯科医学校を卒業し、歯科医術開業試験に及第し、明治42年12月に21歳のとき、長野県北佐久郡小諸町19番地に開業した。当時、37歳の働き盛りであった。

　8月25日から1週間ほど後の9月1日、内村は吉池武一宛に書簡を送った。治療代と謝礼金を別封した。

「拝啓　先日来御親切なる御治療に与り誠に有難く存じます。其後具合は宜しくあります。別紙弐拾円券二枚封入致します。御請求よりも少しく多くありますが、残額は御母上様の御小遣の内に御加へ下さい。

　御依頼の英文の揮毫は、其内序での節御届け致します。右要事まで申上ます。匆々。」

治療代は、現在に換算すると拾円は9万円ほどだから、多めに36万円支払った。治療内容が不明なので、その額が高いのか安いのか分からない。

　この礼状のなかで内村は、吉池に英文の揮毫を贈る約束をした。彼が、高名な内村に直筆をお願いしたようだ。吉池が英文をねだったとは思えないから、英語による歯科医術の賛美は、内村の格別な感謝の表れであったのだろう。

旬日にして、墨色鮮やかな大揮毫が届けられた時、吉池はその英文の文面に驚喜したことだろう。彼が家宝として、大切に家蔵したことは想像に難くない。

軽井沢の内村鑑三記念堂

さて、軽井沢の名所の一つに、軽井沢町星野に「石の教会　内村鑑三記念堂」がある。あの星野温泉のあったエリアで、今では星野リゾートとして人気が高い。米国人のKendrick Bangs Kelloggが設計した、斬新でシュールな建造物である。建物を自然に融和するというオーガニック建築で、石とガラスの異なるアーチが襞（ひだ）のように重なりあう独特のフォルムは、Kelloggの代表作といわれる。（図2）

鉄筋コンクリート造の４８２㎡（１４６坪）で、地上2階・地下1階よりなる。地上は教会の礼拝堂、地下は記念堂で、キリスト教と内村宗派が合体する。本来、無教会主義を唱えた内村には似つかわしくない。

遠く林の中に奇異なグロテスクなトーチカがみえる。表側は礼拝堂の入口で、建物沿いにまわると裏側に記念堂の入口がある。その入口も、石とガラスを配した奇妙な造りだ。

記念堂の小さな扉をあけると、別世界に誘い込まれる。

20坪ほどの洋風のモダンな静謐な室内。中央にガラスの展示ケースが置かれ、内村の直筆の手紙やハガキが一面に並べられている。左側の壁に内村の揮毫の額が5点、飾り気もなく掛けられる。右側の壁には、50代の内村の油絵の肖像画が無造作に掛かる。

奥は、ガラス照明に明るいパネル・コーナーである。内村鑑三の生きた時代背景、若き日の内村、留学中の内村等、写真を添えて彼の生涯と業績が解説されている。

左側の5点の額は、「星野遊学堂」「愛國禁酒」「善遊善学」等、内村の洒脱な格言が巧まず墨書されている。それらの右下方に、歯科医術を表現した英文の揮毫の額がある。横69cm縦47cm大。(図3)

「Dentistry is a Work of Love. Kanzō Uchimura.」

額の右上に小さな解説文が貼ってある。英文は「歯科医術たるは愛の御業なり」と訳され、「もともと歯があまり丈夫でなかった内村鑑三にとって、マイクロフォン拡声器の無い時代の肉声の講演は苦労があり、入れ歯の調節には特に気を使っていた。大正14年夏、星野温泉滞在中、何度か小諸の歯科医に通った折書いたものである。」

内村は、英文の揮毫を幾つも書いているところから、彼には英字は苦ではなかった。内村のいう歯科医術は愛の御業とは、内村にとって心底からの〝歯恩〟の表現であったのだろう。和紙に筆で書いたアルファベット文字であるから、端麗とは言いかねるにせよ……。

実に、これが内村から小諸の吉池に贈られた揮毫である。記念堂開館に際し、子息の吉池春雄が、記念室の壁に飾るべく同堂に寄贈した。

吉池春雄は、大正13年4月6日生まれで、昭和22年3月に日本歯科医学専門学校を卒業

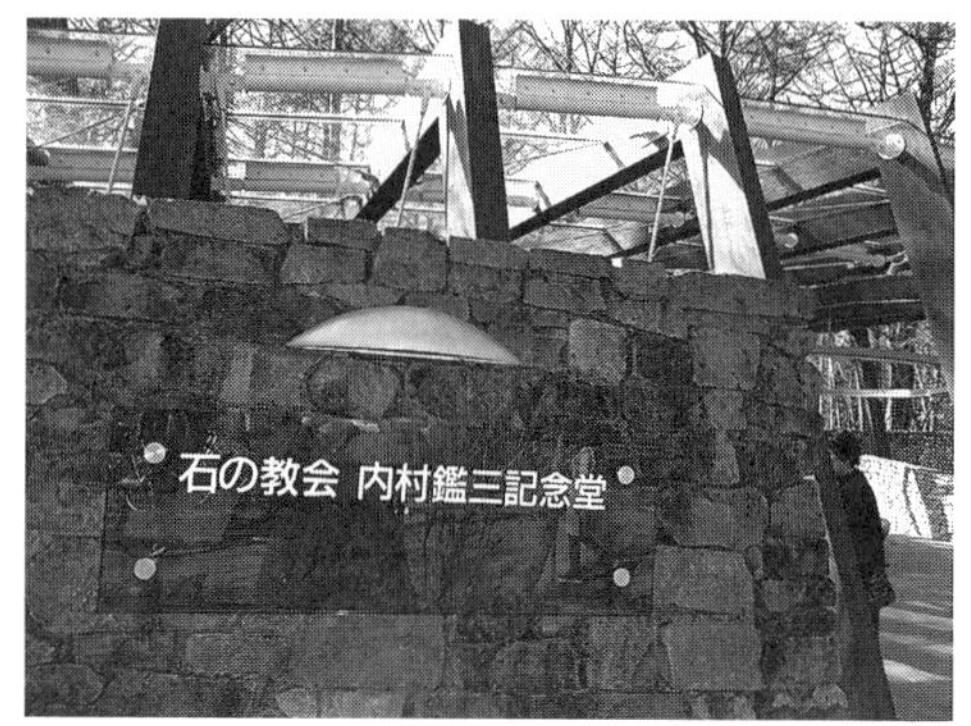

図2 石の教会 内村鑑三記念堂の入口

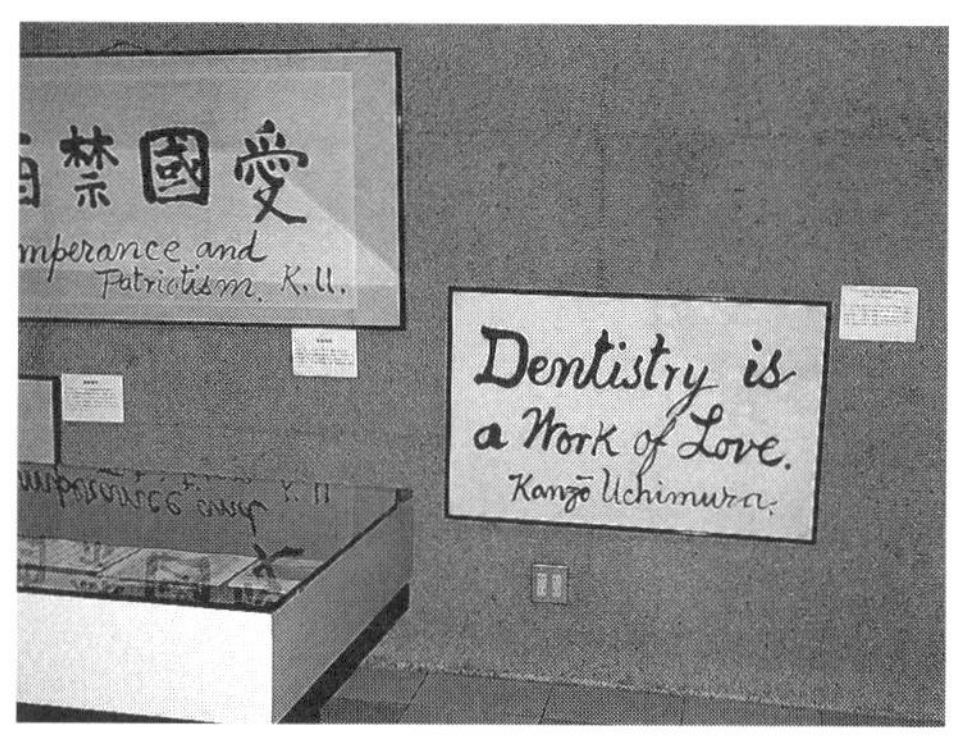

図3 記念堂内に掛けられた揮毫額

（第36回卒）し、昭和25年に父武一の歯科医院を継承した。内村が吉池医院に通った頃は、春雄は1歳ほどだから、内村の足元を遊び回っていたかもしれない。記念堂は昭和63年竣工であるから、すでに武一は亡く、64歳の春雄が乞われて、揮毫を記念堂に寄贈したと思われる。揮毫の解説文には、寄贈者名は記されていない。

扠置き、東京市ヶ谷にある歯科医師会館の9階の廊下の壁に、この揮毫の複写が掲げられてある。同会のＨＰには、その経緯が詳しく解説されている。そこには、「歯科医は愛の仕事である」と易しく邦訳してある。

察するに、〝愛の御業〟では宗教色のある過褒であるという、歯科医師サイドの配慮があったのだろう。けれども、今日と違って内村の生きた時代には、歯痛や歯周病など歯口腔疾患の痛み、苦しみ、悩みは激しく、ときに死に至る病いであった。だから、その痛苦を和らげ癒す歯科医療は、患者にとってはまさに〝愛の御業〟であったのだ。

当時、肺炎や中風は為す術もなかったが、歯口腔疾患は治療次第で治癒したから、ほかの臓器疾患とは異なる認識であったのだ。明治後期以降、歯科医療は近代化し、よりイージィな医療と見なされていたのだろう。

旬日にして内村は、吉池宅に揮毫を届けさせたあと、9月9日（水）曇、軽井沢を去って46日ぶりに柏木の家にもどった。

内村68歳、喩えれば7007

その後、大正15年になっても、彼の歯口腔の病いは繰りかえした。

「四月二十四日（土）雨。八重桜満開である。歯痛で悩んだ。……」

「四月二十五日（日）曇。朝は二百五十人、午後は百五十人余の出席者があった。……歯痛に悩むに拘はらず、平常通りに語ることが出来て感謝であった。……」

歯痛をかかえながら、数多くの信者の説教に忙しい日々である。

「四月二十六日（月）雨。雷鳴り、雹降り、風暴れ、凄い日であった。歯痛と疲労とにて、終日床に就いて休んだ。……」

「五月十五日（土）曇。寒気引続き強し、未だ曽て見しことなき不順の気候である。口中治療の為に何事も成らず、毎日無為に暮らして居る。」

大正13年8月の初診から1年8カ月、丸ノ内の福田歯科に通っていたのだろう。

「五月十七日（月）晴。又復無為の一日であった。善き説教を為さんと欲すれば神に祈る。然れば善き説教を為すことが出来る。……」

「五月十九日（水）晴。引続き口中の治療にて悩まさる。然し健康を得る為の苦痛なるが故に我慢する。歯の為には少年の時より困難した。一生涯の悩みであった。然し自分に取りては、其必要があったのであると信ずる。……」

健康を得るための苦痛は我慢するとは、宗教家らしい忍従である。ときに、主治医の都合で休みになると、一日の慰安を得たと小躍りして執筆に精出す。

「五月二十日（木）曇。今日は医師の都合にて口中の治療を休み、一日の慰安を得た。依て朝より夜に至るまでペンを手にして働き、沢山に英文原稿を書いて楽しかった。……」

「五月二十四日（月）雨。口中の治療其他にて障害多きに拘はらず、終に雑誌六月号を書き上げて感謝であった。……」

それから2年半ほど、小康状態であったのか、日記には口中の悩みや歯の治療は綴られていない。それが昭和3年11月になって、ふたたび歯科通いが記される。

「十一月二十日（火）晴。又復歯医者通ひが始まった。残るは上顎二枚、下顎五枚と云ふ状態である。其の内完全なる者一枚もない。自分が齢の割合に元気であるが故に、人は自分を老人として認めて呉れず、遠慮なしに自分を使ふ。然し乍ら若し彼等が自分の歯を見るならば、自分が正に六十八歳の老人なるを知るであろう。そして自分の弱きを許して呉れるであろう。……」

この68歳（死の前年）になって、初めて口腔内の状況が明らかになった。上顎2本、下顎5本が残存している。８０２０に喩えれば、７００７である。しかし、その7本とも罹患歯であるという。彼は、まさに高齢老人の口腔内であると告白する。この頼りない残存歯に、ゴム床義歯を装着していたのであろう。それでなんとか、大勢をまえにして説教することができた。自分を老人とみてくれないとボヤキながら、実はそれが嬉しいと悲喜こもごもである。

この11月20日以降の日記には、歯科に関する記述はみられない。それから1年4カ月後、昭和5年3月28日、東京柏木で心臓病のため69歳で永眠する。

生前、繰り言となった口中の病いは、亡くなるまで彼を悩まし苦しめた。その間、東京の村山寛弥、小川宝嶺、尾崎稀三、福田利祐、および小諸の吉池武一の5人の歯科医師にかかった。内村の内々の記述には、主治医への不満や愚痴は一切みられない。それはキリスト信徒の回心ゆえであろうが、晩年まで宗教家として全うできたことへの深い謝恩があったからである。

帰すれば、あの歯科医術を讃える揮毫は、内村鑑三が5人の主治医に捧げる〝歯恩〟の念であったのだ。

文　献

（1）『日本キリスト教歴史大事典』日本キリスト教歴史大事典編集委員会　教文館　1988
（2）『晩年の父内村鑑三』内村美代子　新風堂書店　1985
（3）『余は如何にして基督信徒となりし乎』内村鑑三　岩波書店　1938
（4）『内村鑑三日記書簡全集、「日記2、3」「書簡4」』内村鑑三　教文館　オンデマンド版　2005
（5）『内村鑑三日録12』鈴木範久　教文館　1999

第４章

漱石と歯科治療

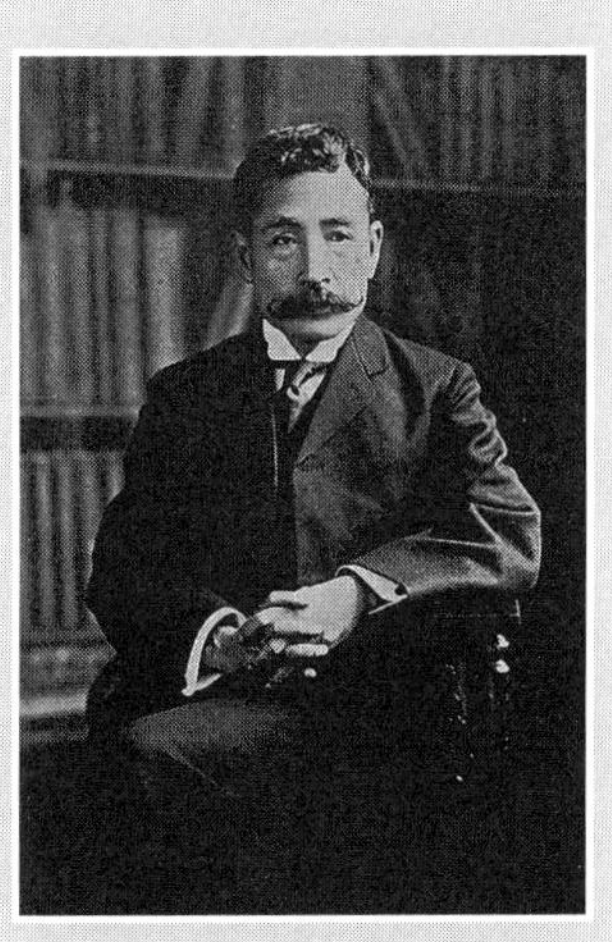

夏目漱石〔なつめ　そうせき〕

慶応3年(1867)~大正5年(1916)。英文学者・俳人・小説家。名は金之助、江戸牛込に生まれ、東大英文科卒。松山中学・五高教師を経て、明治33年(1900)、イギリスに留学する。帰国後東大講師、のちに東京朝日新聞に入社。明治38年『吾輩は猫である』、次いで『倫敦塔』を発表し、文壇に揺るぎない評価を得る。他に『坊つちやん』『草枕』『虞美人草』『三四郎』『門』『彼岸過迄』『それから』『行人』『こゝろ』『道草』『明暗』など。

古来、歯痛や口中の病いは、人々を痛めつけ苦しめ悩ましてきた。ときには、命取りになる深刻な病気だった。市井の人々は、むし歯呪いを貼り、お百度参りをし、歯明神に詣で、ひたすら病いの退散を祈願した。

江戸時代の文政10年（１８２７）、読本『南総里見八犬傳』の戯作者滝澤馬琴は、口中の病いと歯の抜けおちた顎に木床入歯を療治する有り様を、刻々と日記に書き綴った。馬琴より35年前、人体解剖書『解体新書』の医家杉田玄白は、耳順（60歳）に至り、「初めて歯に数かずの悩み出で来たりしに、それより後は今年は一本、一本と数へ、つひには去月は一本、今月は二本と欠け始めて、今ははや一本も残りなく落尽したり。」と記した。同じく馬琴より16年前、俳諧師小林一茶は、48歳にして哀しくも、句日記に「歯がぬけてあなた頼むもあもあみだ」と詠んだ。

かくのごとく、古今の文人や識者が、為す術もなく歯口腔の病中記を書きなぐった。

明治時代に至って、文学者の夏目漱石（１８６７〜１９１６）もまた、膨大な日記の端々に嘆きと愚痴を書きとめた。漱石全集全16巻におさめられた著作と日記から、歯科にかかわる記述を抜きだして、ささやかな知見を付する。

漱石の日記から

明治42年（1909）6月の日記[1]。漱石は42歳で、新聞小説『それから』の執筆中である。

「三日（木）曇。立石駒吉といふ人小説家志望の由にて来る。急に歯痛起る。歯医者へ行く。帰りに床屋へ入る。前田夕闇（暮）来る。

四日（金）晴。歯医者へ行く。太平洋画会に行く。満谷国四郎に逢ふ。新海竹太郎大塚保治両人来る。（来信）野間真綱、林久男、寺田寅彦（スエズより）

五日（土）晴。歯医者へ行く。眠くて昼寐をする。甚だ好い心持であつた。夜小説二回を書く。考へてゐた趣向少々不都合を生ず（中略）。

六日（日）雨。歯医者へ行く、神経をとる。寺町を散歩して帰る。筆とヱイ子御伽芝居へ行く。森田草平、金を借りに来る。酒井さんの御嬢さんオルガンを壊す。（来信）鹿児島市春日町三九、浜崎方皆川正禧。

八日（火）晴。朝歯医者へ行く。細君神経痛にて寐る。午後豊隆来る。晩方、東洋城来る。松の盆栽に蟻が巣を食ふ。常陸山太刀山に負ける。」

同年の断片メモには、〈細君子宮炎。子供肺炎。歯痛、下痢、風邪〉と、家内が多病だったことが記されている。

このように漱石の日常生活のありふれた出来事や行動……画展や芝居へでかける、床屋にいく、昼寝を楽しむ、来客が訪れる、友人が金の無心にくる、友人などから手紙が届く、夫人が神経痛で寝込む、盆栽の手入れをする、葬式にいく、大相撲の勝負を気にする等々。こうした日々の暮しの頃合に、歯医者通いをする。このたび急な歯痛で、日曜日もふくめて5日間通院した。

当時、漱石は牛込区の早稲田南町の漱石山房（自宅）に住んでいた。明治43年刊の小説『門』[3]の文中では、歯科医院は〝駿河台下〟にあり、歯科医は〝顔の割に頭の薄くなり過ぎた肥った男〟と形容される。場所も人物も創作上の設定であろうから、漱石の通った歯科医院も歯科医師も特定できない。

一説には、牛込区の岩戸町で開業する河村利次郎というが、確証はない。『日本杏林要覧』の歯科医籍によると、明治42年当時、牛込区には13人が開業していた。そのなかで利次郎の歯科医院はたいそう盛業で、政治家や軍人など名士が多かったという。そこで、名士漱石も河村の患者だった、と類推したのだろう。

漱石が治療の帰りがけに散歩したのは、寺町（通寺町の通称）である。牛込見附（現在の飯田橋駅西口前）から神楽坂を上がると、坂上に十字路がある。その十字路の左手に岩戸町、右上手に寺町、右下手に肴町、上宮比町、さらに下ると神楽町、津久戸町があった。

神楽町に長谷川国太郎、瀧龍無、津久戸町には佐藤丈次郎が開業していた。漱石の主治医は、彼らの一人だったかもしれない。

ところで、明治42年の日記[1]と大正3年（1914）の日記及び断片[1]では、7年余りの間に文章量に格段の差がでている。前者は一日の記述は精々数行程度で、手帳の備忘メモに近い。後者は、小説並みに長々と事細かい日録である。大正3年12月の日誌には、次のように綴られている。

「此漁師の娘といふ下女は、奥歯に物のはさまつたやうに絶えず口中に風を入れてひーひーと鳴らす癖がある。始めは癖と思つたがあまり烈しいので、是は故意の所作だと考へた。或時私が外から帰ると彼女は他の下女に歯が痛いと云つてゐた。然し歯医者へ行く様子も何もなくたゞ気に喰はない音をさせる。無暗にひーひーと遣る。私が威圧的にそれをとめるのは訳はない。然し今迄の習慣として一つ私の気に触つた事をとめると、屹度他の何等かの方法で又私の感情を害することをする。さうしてそれを止せといふと又何か始めて人を不愉快にする。夫で私は已を得ないから向ふがあてつける通りに此方でもひーひーと同じく歯を鳴らし出した。（後略）」

すなわち漱石は、下女のひーひーと鳴らす〝歯音〟の癖に過敏に反応し、それを故意の所作と断じて、不快感と不信感をあらわにする。このあと、電車の中の他人、友人の佐々木（信綱・歌人、国文学者）、門人の松根（東洋城・俳人）、安倍（能成・哲学者のち学習院院長）が、神経を逆撫でしたと彼らへの執拗な非難を書きつらねる。その量は、先に掲げた文章のゆうに3倍を越えていた。あげくに、漱石は自らも歯音を鳴らすという、児戯じみた仕返しで鬱憤を晴らすのである。

この書き様には、当時47歳であった漱石に、ある刺激に対して異常に敏感になる、神経系統の症状が現われていたと見られる。俗にいわれた〝神経衰弱〟に陥っていたと推察されるが、その2年後の大正5年12月に亡くなる。

漱石の小説から

明治41年9月から12月まで朝日新聞に連載された小説『三四郎』(3)には、作者の性癖（性質の偏り）が散見される。ヒロイン美禰子は、幾たびも〝奇麗な歯〟、〝白い歯〟を持つと表現される。

また、漱石は鏡子との見合いのあと、家族に問われて、「歯並みが悪くてそうしてきたないのに、それをしいて隠そうともせず平気でいるところがたいへん気に入った」と答え、皆から変人と失笑される。

ロンドン留学時代も、妻鏡子の禿と歯並びをいたく気にして、「歯を抜いて、入れ歯にしなさい」と強引に勧めた。

このように歯科医師の職業上の習癖に似て、漱石の美意識の対象は歯にあり、白い歯や歯並びに執着していたことが感じとれる。

明治40年1月発行の『ホトトギス』に発表した『野分』[2]には、歯痛がおこれば歯医者にいくのが近道と、彼の歯科治療観ともいえる比喩的な記述がみられる。

「高柳君は此暗い所に淋しく住んでゐる人間である。中野君とは只大地を踏まへる足の裏が向き合つて居ると云ふ外に何等の交渉もない。縫ひ合はされた大島の表と秩父の裏とは覚束なき針の目を忍んで繋ぐ、細い糸の御蔭である。此細いものを、するすると抜けば鹿児島県と埼玉県の間には依然として何百里の山河が横はつて居る。歯を病んだ事のないものに、歯の痛みを持つて行くよりも、早く歯医者に馳けつけるのが近道だ。さう痛がらんでもいゝさと云はれる病人は、決して慰藉を受けたとは思ふまい。」

さらに、明治43年3月から6月まで朝日新聞に連載された小説『門』[3]では、五の章に漱石の歯科治療の体験がつぶさに活写されている。

主人公のしがない腰弁（サラリーマン）の野中宗助が、急な歯痛におそわれて歯科医院に駈けこむ。そこで、患者数人が順番を待つ待合室、治療室での歯科医の容姿と応待ぶり、歯の神経をとる面倒な抜髄治療の様相がリアルに描写される。漱石は、歯痛の治まった宗助に、「おい、己の齒は矢つ張り年の所爲だとさ。ぐらぐらするのは到底癒らないさうだ」と捨て鉢に放言させている。

ともかく、明治時代の歯科医療のレベルは低く、とりわけ歯周病に関してはお手上げであったろう。今でいうデンタルＩＱの高い漱石は、文学者の繊細さと鋭敏な感性から、歯槽膿漏の病人の悲惨、歯を失った無歯顎の人の無惨に、歯噛みする無念さを味わったに相違ない。その憤りと諦めは、『門』[3]の五の章（６８５〜６９１頁）に切々と痛々しく記述されている。

『門』の五の章より

『彼は其日役所の歸り掛けに駿河臺下迄來て、電車を下りて、酸いものを頰張つた様な口を穿めて一二町歩いた後、ある齒醫者の門を潛つたのである。三四日前彼は御米と差向ひで、夕飯の膳に着いて、話しながら箸を取つてゐる際に、何うした拍子か、前齒を逆にぎり〳〵と嚙んでから、それが急に痛み出した。指で搖かすと、根がぐらぐらする。食事の時には湯茶が染みる。口を開けて息をすると風も染みた。宗助は此朝齒を磨くために、わざと痛い所を避けて楊枝を使ひながら、口の中を鏡に照らして見たら、廣島で銀を埋めた二枚の奥齒と、研いだ様に磨り減らした不揃の前齒とが、俄かに寒く光つた。洋服に着換える時、

「御米、己は齒の性が餘程惡いと見えるね。斯うやると大抵動くぜ」と下齒を指で動かして見せた。御米は笑ひながら、

「もう御年の所爲よ」と云つて白い襟を後へ廻つて襯衣へ着けた。

宗助は其日の午後とうとう思ひ切つて、齒醫者へ寄つたのである。應接間へ通ると、大きな洋卓の周圍に天鵞絨で張つた腰掛が并んでゐて、待ち合してゐる三四人が、うづくまる様に腮を襟に埋めてゐた。それが皆女であつた。奇麗な茶色の瓦斯煖爐には火がまだ焚いていなかつた。宗助は大きな姿見に映る白壁の色を斜めに見て、番の來るのを待つてゐたが、あまり退屈になつたので、洋卓の上に重ねてあつた雜誌に眼を着けた。一二册手に取つて見ると、いづれも婦人用のものであつた。宗助は其口繪に出てゐる女の寫眞を、何枚も繰り返して眺めた。夫から「成効」と云ふ雜誌を取り上げた。其初めに、成效の秘訣といふ様なものが箇條書にしてあつたうちに、何でも猛進しなくつては不可ないと云ふ一ケ條と、たゞ猛進しても不可ない、立派な根底の上に立つて、猛進しなくつてはならないと云ふ一ケ條を讀んで、それなり雜誌を伏せた。「成效」と宗助は非常に緣の遠いものであつた。宗助は斯ういふ名の雜誌があると云ふ事さへ、今日迄知らなかつた。それで又珍らしくなつて、一旦伏せたのを又開けて見ると、不圖假名の交らない四角な字が二行程並んでゐた。夫には風碧落を吹いて浮雲盡き、月東山に上つて玉一團とあつた。宗助は詩

とか歌とかいふものには、元から餘り興味を持たない男であつたが、どう云ふ譯か此二句を讀んだ時に大變感心した。對句が旨く出來たとか何とか云ふ意味ではなくつて、斯んな景色と同じ様な心持になれたら、人間も嘸嬉しからうと、ひよつと心が動いたのである。宗助は好奇心から此句の前に付いてゐる論文を讀んで見た。然し夫は丸で無關係の様に思はれた。只此二句が雜誌を置いた後でも、しきりに彼の頭の中を徘徊した。彼の生活は實際此四五年來斯ういふ景色に出逢つた事がなかつたのである。

其時向ふの戸が開いて、紙片を持つた書生が野中さんと宗助を手術室へ呼び入れた。中へ這入ると、其所は應接間よりも倍も廣かつた。光線が成るべく餘計取れる様に明るく拵らへた部屋の二側に、手術用の椅子を四臺程据ゑて、白い胸掛をかけた受持の男が、一人づゝ別々に療治をしてゐた。宗助は一番奧の方にある一脚に案内されて、是へと云はれるので、踏段の様なものの上へ乘つて、椅子へ腰を卸した。書生が厚い縞入の前掛で丁寧に膝から下を包んで呉れた。

斯う穩やかに寐かされた時、宗助は例の齒が左程苦になる程痛んでゐないと云ふ事を發見した。夫ばかりか、肩も脊も、腰の周りも、心安く落ち付いて、如何にも樂に調子が取れてゐる事に氣が付いた。彼はたゞ仰向いて天井から下つてゐる瓦斯管を眺めた。さうして此構と設備では、歸りがけに思つたより高い療治代を取られるかも知れないと氣遣つた。

所へ顔の割に頭の薄くなり過ぎた肥つた男が出て來て、大變丁寧に挨拶をしたので、宗助は少し椅子の上で狼狽た様に首を動かした。肥つた男は一應容體を聞いて、口中を検査して、宗助の痛いと云ふ齒を一寸搖つて見たが、

「何うも斯う弛みますと、到底元の様に緊る譯には參りますまいと思ひますが。何しろ中がエソになつて居りますから」と云つた。

宗助は此宣告を淋しい秋の光の様に感じた。もうそんな年なんでせうかと聞いて見たくなつたが、少し極りが惡いので、たゞ、

「ぢや癒らないんですか」と念を押した。

肥つた男は笑ひながら斯う云つた。——

「まあ癒らないと申し上げるより外に仕方が御座んせんな。已を得なければ、思ひ切つて拔いて仕舞ふんですが、今の所では、まだ夫程でも御座いますまいから、たゞ御痛み丈を留めて置きませう。何しろエソ——エソと申しても御分りにならないかも知れませんが、中が丸で腐つて居ります」

宗助は、左うですかと云つて、たゞ肥つた男のなすが儘にして置いた。すると彼は器械をぐるぐる廻して宗助の齒の根へ穴を開け始めた。さうして其中へ細長い針の様なものを刺し通しては、其先を嗅いでゐたが、仕舞に糸程な筋を引き出して、神經が是丈取れまし

たと云ひながら、それを宗助に見せて呉れた。それから薬で其穴を埋めて、明日又入らつしやいと注意を與へた。

椅子を下りるとき、身體が眞直ぐになつたので、視線の位置が天井から不圖庭先に移つたら、其所にあつた高さ五尺もあらうと云ふ大きな鉢栽の松が宗助の眼に這入つた。其根方の所を、草鞋がけの植木屋が丁寧に薦で包んでゐた。段々露が凝つて霜になる時節なので、餘裕のあるものは、もう今時分から手廻しをするのだと氣が付いた。

歸りがけに玄關脇の藥局で、粉藥の儘含嗽劑を受取つて、それを百倍の微温湯に溶解して、一日十數回使用すべき注意を受けた時、宗助は會計の請求した治療代の案外廉なのを喜んだ。是ならば向ふで云ふ通り四五回通つた所が、さして困難でもないと思つて、靴を穿かうとすると、今度は靴の底が何時の間にか破れてゐる事に氣が付いた。

宅へ着いた時は、一足違で叔母がもう歸つたあとであつた。宗助は、

「おゝ、左うだつたか」と云ひながら、甚だ面倒さうに洋服を脱ぎ更へて、何時もの通り火鉢の前に坐つた。御米は襯衣や洋袴や靴足袋を一抱にして六疊へ這入つた。宗助はぼんやりして、烟草を吹かし始めたが、向ふの部屋で、刷毛を掛ける音がし出した時、

「御米、佐伯の叔母さんは何とか云つて來たのかい」と聞いた。

齒痛が自から治まつたので、秋に襲はれる様な寒い氣分は、少し輕くなつたけれども、

やがて御米が隱袋から取り出して來た粉藥を、温ま湯に溶いて貰つて、しきりに含嗽を始めた。其時彼は縁側へ立つた儘、

「何うも日が短かくなつたなあ」と云つた。

やがて日が暮れた。晝間からあまり車の音を聞かない町内は、宵の口から寂としてゐた。夫婦は例の通り洋燈の下に寄つた。廣い世の中で、自分達の坐つてゐる所丈が明るく思はれた。さうして此明るい灯影に、宗助は御米丈を、御米は又宗助丈を意識して、洋燈の力の届かない暗い社會は忘れてゐた。彼等は毎晩から暮らして行く裡に、自分達の生命を見出してゐたのである。

この靜かな夫婦は安之助の神戸から土産に買って來たと云ふ養老昆布の罐をがらがら振って、中から山椒入りの小さく結んだ奴を撰り出しながら、緩くり佐伯からの返事を語り合つた。

「然し月謝と小遣位は都合して遣つて呉れても好ささうなもんぢやないか」

「それが出來ないんだつて。何う見積つても兩方寄せると、十圓にはなる。十圓と云ふ纏つた御金を、今の所月々出すのは骨が折れるつて云ふのよ」

「夫ぢや此年の暮迄二十何圓づゝか出して遣るのも無理ぢやないか」

「だから、無理をしても、もう一二ケ月の所丈は間に合せるから、其内に何うかして下さ

いと、安さんが左う云ふんだつて」

「實際出來ないのかな」

「夫りや私には分らないわ。何しろ叔母さんが、左ふ云ふのよ」

「鰹舟で儲けたら、其位譯なささうなもんぢやないか」

「本當ね」

御米は低い聲で笑つた。宗助も一寸口の端を動かしたが、話はそれで途切れて仕舞つた。しばらくしてから、

「何しろ小六は家へ來ると極めるより外に道はあるまいよ。後は其上の事だ。今ぢや學校へは出てゐるんだね」と宗助が云つた。

「さうでせう」と御米が答へるのを聞き流して、彼は珍らしく書齋に這入つた。一時間程して、御米がそつと襖を開けて覗いて見ると、机に向つて、何か讀んでゐた。

「勉強？　もう御休みなさらなくつて」と誘はれた時、彼は振り返つて、

「うん、もう寐よう」と答へながら立ち上つた。

寐る時、着物を脱いで、寐卷の上に、絞りの兵兒帶をぐるぐる巻きつけながら、

「今夜は久し振に論語を讀んだ」と云つた。

「論語に何かあつて」と御米が聞き返したら、宗助は、

「いや何にもない」と答へた。それから、「おい、己の歯は矢つ張り年の所爲だとさ。ぐらぐらするのは到底癒らないさうだ」と云ひつゝ、黑い頭を枕の上に着けた。』

文献

（1）『漱石全集　第十三巻』夏目漱石　岩波書店　1966
（2）『漱石全集　第二巻』夏目漱石　岩波書店　1966
（3）『漱石全集　第四巻』夏目漱石　岩波書店　1966

第5章

太田水穂と中原市五郎

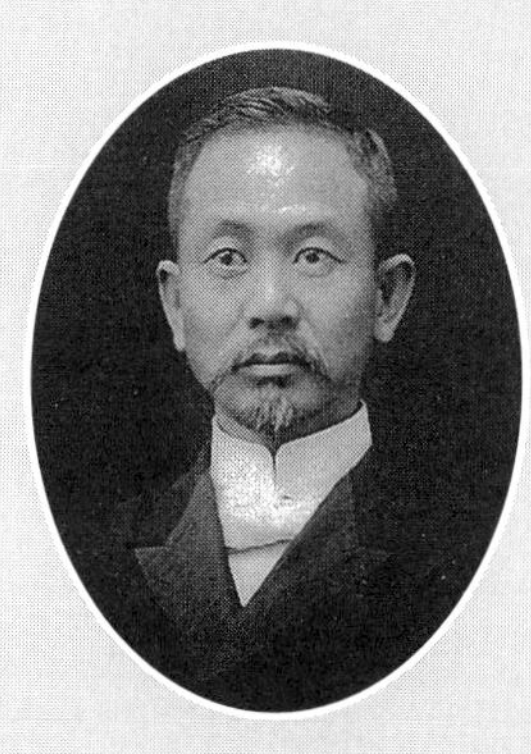

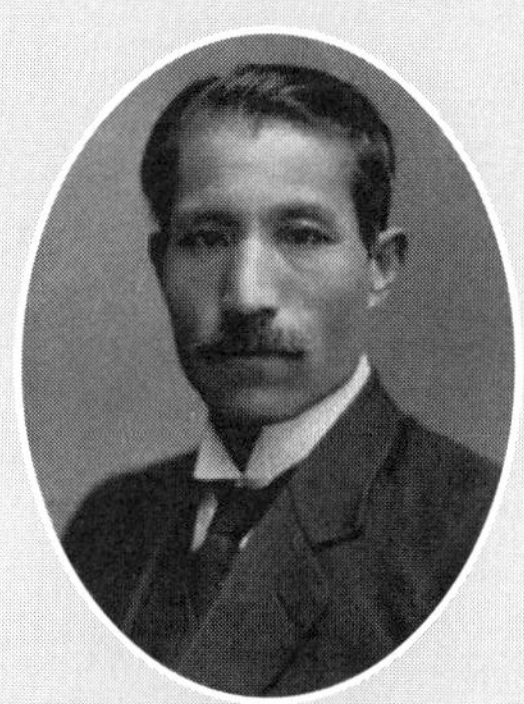

太田水穂［おおた　みずほ］（前頁写真右）
明治9年（1876）～昭和30年（1955）。歌人・国文学者。本名、貞一。長野県生まれ、長野師範卒。良寛や芭蕉に親しみ、芭蕉俳諧の理念を歌に移して象徴主義を唱えた。歌誌『潮音』主宰。歌集『つゆ艸』『冬菜』『螺鈿』など。歌論『芭蕉俳諧の根本問題』など。

中原市五郎［なかはら　いちごろう］（前頁写真左）
慶応3年（1867）～昭和16年（1941）。わが国歯科界の創始者の一人で、明治40年（1907）に歯科医師法にもとづく最初の歯科医学校を創立した。44年から日本歯科医学専門学校の校長を25年にわたって務め、日本歯科大学への基礎を築いた。

アララギ派と対立した歌人

太田水穂（みずほ）は、明治・大正・昭和中期の歌人・国文学者である（1876〜1955）。彼、本名太田貞一は、明治9年（1876）に長野県塩尻に生まれた。長野師範学校の頃より、古典や詩歌に親しむ。在学中、同郷の窪田空穂（うつぼ）らと新派和歌の同好会「この花会」を結成する。

明治35年、26歳のとき処女歌集『つゆ艸（くさ）』を発表する。ついで38年に、同窓の親友島木赤彦との合著歌集『山上湖上』をだす。県内の和田村尋常小学校校長、松本高等女学校教諭のかたわら、信州から新派和歌運動を先導し歌壇に知られる。

明治41年、32歳のとき、歌人を志し教職を擲（なげう）って、単身上京して四谷原町に居住する。翌42年には、生涯の伴侶となる歌人四賀光子と結婚する。彼は、熱愛する新妻に一首を捧げた。

〈昼花火空のくもりにぱと開く日傘の下の白き人形〉

のち、四賀光子は短歌誌に述懐した。

「スピノザ、カント、ショーペンハウエル、ベルグソン、ヘーゲル等、当時の日本の思想界に迎えられた人々に強い興味を示していた。（中略）この倫理哲学の勉強が後年、水穂の歌論の骨子をなした表現の奥の理念、ことばの背後の世界というものを、重大視するこことになるのではないかと思う。」

大正4年（1915）、親友の若山牧水の後援をえて、歌誌『潮音』を創刊し主宰する。その誌上で「短歌立言」と題し、象徴主義という歌論を高らかに宣言した。

紀記和歌や芭蕉連句を研究するうち、俳人の芭蕉に傾斜していく。大正9年、同志の阿部次郎、安倍能成、幸田露伴ら（のちに小宮豊隆、和辻哲郎らも）と「芭蕉研究会」を結成し、芭蕉俳諧研究に新風をもたらす。芭蕉の名句〈初時雨猿も小蓑をほしげなり〉を、和歌のセンスで巧みに詠んだ。

〈くれまどふ人の心のしぐれぞら猿も小蓑を着てきたりけり〉

この水穂のユニークな大胆な行動は、少なからず歌壇主流の歌誌『アララギ』につどう島木赤彦や斎藤茂吉らを動揺させ困惑させた。水穂は頓着せず『潮音』誌上に連歌を流行（はや）らせ、芭蕉の俳諧をためらいなく短歌に注入していく。

「歌はどうしても現象から這入らずに、感動の方から這入って行かなければならない。或る現象に動かされた時、その現象の状態を表わそうと屈託するよりも、その現象に動かされた心の動向が出たか出ぬかと苦心すべきである。現象の描出は此の主観の響に即して、初めて意義を発するに過ぎないものである。[2]」

水穂は、短歌の叙情的表現より、内面的な観念や情趣を抽象的に表現する象徴主義を文学理念とし、それを一筋に提唱した。昭和8年（1933）には、亡ぶものと詞書（ことばがき）（まえがき）して、〈盛んなるものの亡びのすさまじき姿をみよと芭蕉立ちたる〉と謳い、昴然と具象を表現の根本とするアララギ派の衰退を予告した。彼は、アララギ派の万葉・写生主義を一つの表現手段にすぎない、と説破したのだ。

水穂の芭蕉俳諧に根ざした新古今的な象徴主義は、新しい歌風を吹きおこして、大正歌壇に独自の境地を占める。

〈この夕べ外山をわたる秋風に椎もくぬぎも音たてにけり〉

彼の活動は、アララギ派と鋭く対立し、茂吉と写生説をめぐって険しい論争を繰りひろげた。写生主義で短歌のすべてを律しきれない、とする水穂の仮借ない一突きが、アララギ派歌人の急所を衝いたのだ。痼癖性の茂吉は、「太田水穂君はその『勉強』の美徳を以て、よくもよくも飽きずに、アララギの悪口を云って来た。」と慨嘆してみせた。(5)

昭和4年、茂吉の短歌「病雁おちて」を酷評したことから、両者の怨念の対立は頂点に達した。この歌壇史上もっとも激しい論争といわれた〝病雁論争〟は、昭和10年まで延々とつづく。

のちに、文芸評論家の久保田正文は、一方の水穂を一刀両断にした。

「日本の近代詩歌史のうえで象徴主義をかかげて成長したものはない。それは〈象徴〉ということ、その形が極めてあいまいで、文学論、美術理論のうえでも依然として、不明確さを余りに大きく残していることと関係している。太田水穂の象徴主義運動も、その例外をなすものではない。[4]」

元々、師系に属さず、いわば独学で短詩系文学の新境地を拓いた水穂であった。ついには、両者の論争は、『アララギ』と『潮音』の両誌の対決におよぶ。水穂の反骨は少数意見で、歌壇の総攻撃をうけて多勢に無勢であった。

折しも昭和9年、水穂は鎌倉市扇ケ谷の山荘に移住する。そこで、和歌読本や歌論歌話集、和歌史の探究に没頭する。彼の生来の鋭い直観力と洞察力は、緻密な粘りづよい精進によって支えられた。それに培われた信念と信条は一徹で、決して節を曲げることはなかった。

日華事変（日中戦争）以降、水穂は愛国心にゆさぶられる。『潮音』に愛国的な讃歌が目立ちはじめる。彼が国粋主義者とみなされる、あの有名な一首を載せた。

〈日のもとの益良男（ますらを）の子はたたかひに赴くときしすでに神なり〉

昭和15年、水穂は左傾化する大日本歌人協会の解散に与（くみ）し、大政翼賛会傘下の日本文学報国会の短歌部会の結成に加担したとされる。同15年にだした6冊目の歌集『螺鈿（らでん）』の11月10日付の巻末記には、「歳次あたかも紀元二千六百年に当り、けふはその奉祝祭典の吉日であります。」と、一途な愛国者の昂揚を記した。[1]昭和17年には「愛国百人一首」の選歌を担当し、聖戦讃歌を称揚する。

敗色濃い昭和20年、故郷塩尻に疎開し、そこで玉音放送を聞く。戦後、水穂の憂国の志は、彼の象徴主義に抱きあわせて烈しい非難をうけ、戦争協力者のレッテルを貼られる。所詮、世人の戦意を煽動したか激励したかは、敗戦による結果論でしかない。

戦後に、水穂の養子の歌人太田青丘（せいきゅう）は、貶められた厳父の憤りと無念を綴った。

「戦前はアララギ中心主義の眼で評価され、終戦直後は左翼の偏見による敵視によって決裁されようとしたし、今日に於てもこの何れかの、或は両者混合の、惰性を以て見られているというところが大である。[3]」

それでも、はやくも昭和23年には、日本芸術院会員に推され、相応に名誉回復したかにみえる。27年に脳溢血で倒れ、30年1月1日に79歳で死去した。晩年、彼は次の一首を詠んだ。

〈思ひのこすこと一つなし白雲の悠々として山を離れむ〉

日本歯科医学専門学校教授

実は、斯くいう太田水穂は、麹町区富士見町の日本歯科医学専門学校の教授であった。同校は、明治40年6月に中原市五郎により創立された。中原は、水穂と同じ信州人で、それも塩尻に近い伊那郡駒ケ根の出身であった。

そんな好誼（よしみ）で中原は彼を誘い、太田は上京の41年8月、32歳で修身科担当の教授として遇されたのである。のちに教科は倫理科となるが、彼は、明治38年に文部省検定の修身の中等教諭の資格をえていた。

それから太田は、日本歯科医専の教職を定職とし、昭和22年3月の71歳まで、同校に39年間在職した。

〈かへりきて四月の街に晴るる日の朝よろこびをうたふつばくら〉

彼が、歯科医専の入学を喜ぶ学生たちを歌った一首である。黒い制服をきた学生たちを、つばくら（燕の別称）と詠んだ。

「彼はロマンチストだ。」

「明治の生んだ最大の歌人」

「彼がいなかったら、僕はこれほど文学を好きになったり、今でも歌を詠んだりはしないでしょう。[4]」

太田水穂――彼ほど学生に語られる教授は少ない。

毎月曜日の1時限目、1年生の教室。定刻9時太田教授は、教壇で薄鼠色のフロックコートを脱ぐ。遅刻する者はいない、私語する者もいない。教授をつつむオーラに、教室内は水を打ったように静まりかえる。

いかにも謹厳な風貌、端正な身ごなしに、学生たちの目は、その一挙手一投足を追う。太田は、白墨をにぎると、無言のまま後ろの黒板に、すらすらと大きく巧みな草書で板書した。

「死中求活　静中動動中静」

それから、エッホンと咳払いすると、おもむろに面（おもて）に似ぬ穏やかな口調で語りかける。

「それでは、純粋意識とは何か、について考えましょう。」

この第一声で、学生たちは喉元を鷲掴みされる。彼は修身の道徳というより、ズバリいかに生きるかという人生観について諄々と説きはじめる。その話術に、学生たちは知らず知らずに引き込まれ、未知の世界に誘（いざな）われる。

次週の講義では、〈父母のしきりに恋し雉子の声〉と板書する。元禄元年（１６８８）に松尾芭蕉が、霊場高野山で詠んだ一句である。雉子（きじ）は子をおもう切なる鳥といわれ、その声を聞くと一入（ひとしお）亡き父母が偲ばれる……。（図１）

学生たちは時の過ぎるのを忘れ、毎回、講義がおわると、至福の時が過ぎたことを惜しむ。彼らは、離れがたく教授室まで追ってゆく。誰もが、彼の魔術のような言葉に魅了される。太田は長野の教諭時代から、長短は相補うものとして、誰をも見限ることなく褒めて励ました。ときに「一所に停滞することを潔しとせず、常に前進を旨とすべし。」と力

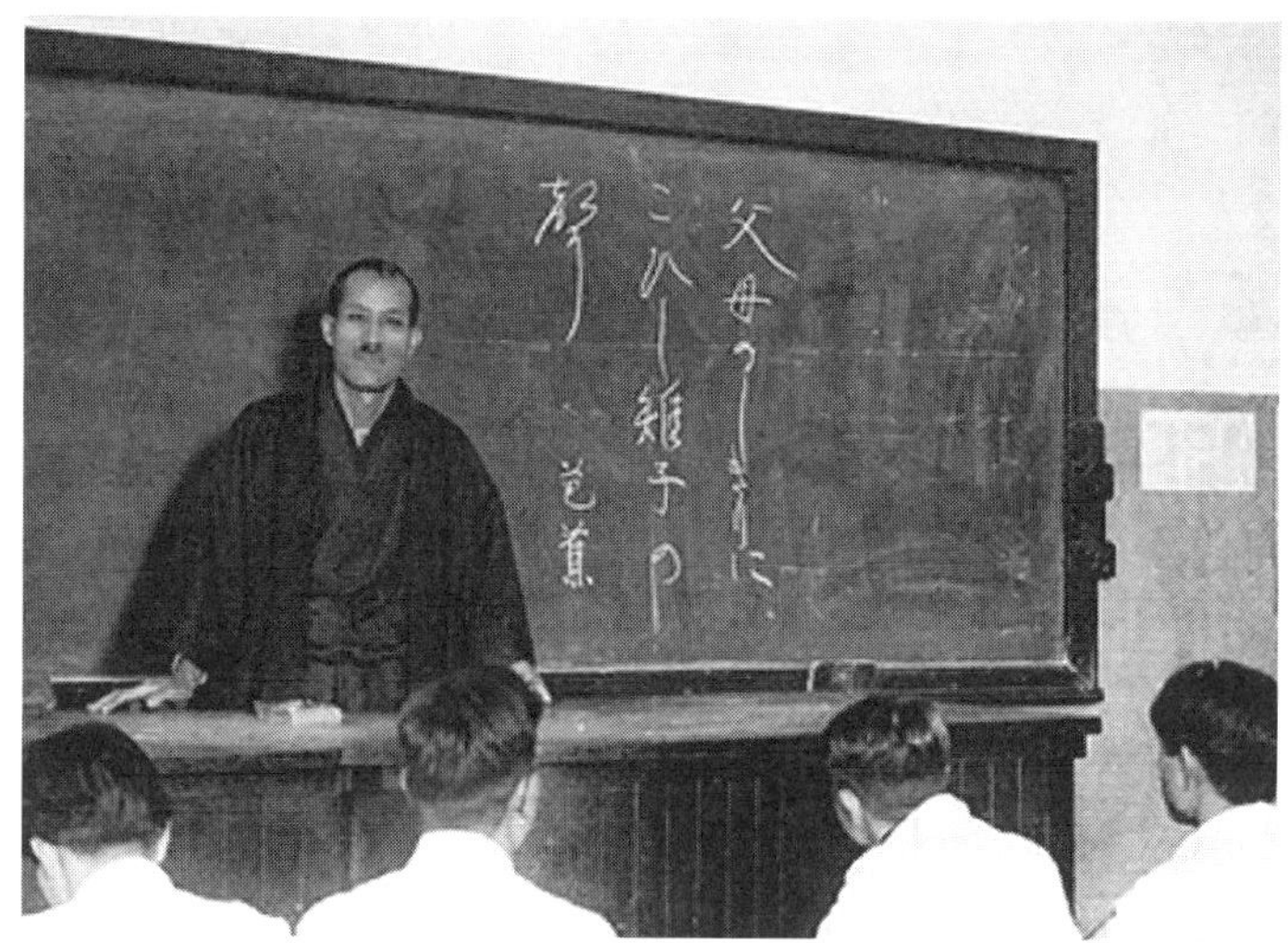

図１　講義中の太田教授、水穂の知られざる貴重な一葉

強く説諭した。学生たちは彼を慕い、自分こそ一番可愛がられていると錯覚した。

つまりは、太田は天性、煽（おだ）て上手だったのだ。

昭和３年卒業（第17回）の碓井元は彼に心酔し、在学中に弟子入りして、奔放に短歌諷詠に没頭する。昭和９年卒業（第23回）の伊藤高明は、〈念々に一生（ひとよ）をかけて深みゆく君が歌かも歌心かも〉と詠み、歌人伊藤篁秋として短歌表現を至宝とした。

斯様に、太田の授業は多くの学生に少なからず影響をあたえ、彼らは卒業後も永く忘れがたい恩師として語り継いだ。

中原市五郎の和歌

一方、中原市五郎（１８６７〜１９４１）は、咬合器の開発に独創し、開業医時代から晩年まで特許13件、実用新案８件を登録した優れた研究者であった。

そんな彼の趣味は、和歌である。水穂に言わせれば、世辞抜きに玄人跣（くろうとはだし）という。詠作は大正の終わり頃からだから、多分に水穂の影響をうけたのだろう。雅号は、故郷の信州駒ケ嶽の雄峰から駒山（くざん）と称する。当時、日本歯科医専の有志により「富士短歌会」が発足し、その歌会が吉祥寺の中原邸で開かれたこともあった。

当初の数年は、中原に乞われて水穂が詠草（草稿）を添削した。中原は、詠み口が迅速かつ多作だったので、水穂の返事が遅れるとしばしば葉書で催促した。「太田君、これはどうだ」と、校長室で大学ノートをひらいた。水穂は「そのページを私の方へ向けて、さぁどうだと闘いを挑むがごとく、しかも微笑をもって立ち向はれるのである。みると、そのノートへ一行も空き間なしに、ギッシリと書きこまれてあるのが、ことごとく最近の詠である。」と感嘆した。(7)

彼は、幾たびか中原の佳作を『潮音』に掲載した。その折の雅名は、春風(しゅんぷう)であった。

さて、中原市五郎は、昭和16年3月22日に75歳で逝去した。その11月に日本歯科医専の編纂により、『中原市五郎先生追悼録』が上梓された。(7) 61氏が追悼文を寄せたが、その一人が太田水穂であった。「中原翁と和歌」と題し、原稿用紙11枚余におよぶ長文である。彼は中原を翁と畏敬し、翁が古来の〝和歌〟を好むのを知っていた。

中原は、幼少に骨折して左足が歩行不自由にもかかわらず、昭和6年6月から11月まで約半年間にわたって欧米を視察した。パリでの第8回万国歯科学会（ＦＤＩ）に日本代表として出席すること、チューリッヒで咬合の大家 A. Gysi を訪れることが主な目的であった。彼は、大正4年にアメリカを視察していたので、二度目の渡航になる。

水穂は、追悼文での和歌の披露を、二度目の欧米旅行に絞った。それでも旅行中、中原は２１７首も詠んだ。水穂は選句に難渋しながら、欧州までの24首を追悼文に挙げた。彼は、これだけでも「翁の和歌が如何なるものであり、翁の風雅精神がどれほどの高さに及んでゐたかが分かるであろう。」と、歌人駒山を称賛してやまない[7]。

水穂は、この24首に関し、「これ等の歌は、翁がその性格より迸りでる感慨の詠ともいふべきものであって、こゝには旺盛な向学心の表はれがあり、燦ゆるがごとき愛国の赤心があり、無邪気な童心があり、友情に泣く心の奔騰の美はしさがある。（中略）その風韻には気骨あり、高邁さがあり、雄大なところもあって、人をしてその鬱勃とした詩心に驚かしむるものがある。」と総評した[7]。

視察は、神戸港を発ってアジア、中東、南欧へむかう長い船旅であった。中原の旅程順に、歴訪した国々で詠んだ10首を次に掲げる。

出発〈老いぬるも学びの道を忘れじと勇み旅立つパリの都へ〉
出発〈海原のうねりは高しわが船の雲に入りゆくと思はるゝかな〉
上海〈上海の波止場の景色南宗の大幅の昼をまのあたり見る〉
香港〈対岸は数百萬のともし火の華をつらねし英領香港〉
インド洋〈大海風デッキのうへを吹き洗ひ涼しさあまる印度洋かな〉
紅海〈茜さす雲のうえなる三日月の光もうすき紅海の沖〉
シチリア〈明けゆけば富士に似たりし山ぞみゆわが胸をどるストロンボリー〉

ローマ〈偉大なるムッソリニーのまつりごと蠅も乞食も影をひそめぬ〉
パリ〈名も高きこの劇場のこの国の長とならびてオペラ見るゆふべ〉
パリ〈不夜城に張りたる蜘蛛の網の目に旅の蝶々のからめられゆく〉

中原の欧米視察の5年後、昭和11年に小説家・校友の島洋之助（岡垣義忠・第6回）が、中原市五郎伝『富士見の慈父』を著した。(8) その序文に太田水穂が、翁の古稀と学苑の30周年を祝して、10首の短歌を捧げた。そのうちの2首を掲げる。

〈足なえにおはしながらもこの大人はふたゝびまでも海をこえましき〉
〈七十年ふみ分けましゝ山坂はいばらの道といふも及ばじ〉

文　献

（1）歌集『螺鈿』太田水穂　人文書院　1940
（2）『太田水穂　近代短歌・人と作品』太田青丘　桜楓社　1966
（3）『太田水穂研究』太田青丘　角川書店　1967
（4）『日本歯科大学新聞、第311、312合併号、第317号「日歯大の昭和史」より』
飯田晴彦　1977
（5）『太田水穂と潮音の流れ』太田青丘　短歌新聞社、1979
（6）『異端の桜　太田水穂研究のために』森本善信　日本図書刊行会　2005
（7）『中原市五郎先生追悼録』日本歯科医学専門学校　1941
（8）『富士見の慈父』島洋之助　文陽社　1936

第6章

詩人犀星と歯人犀星

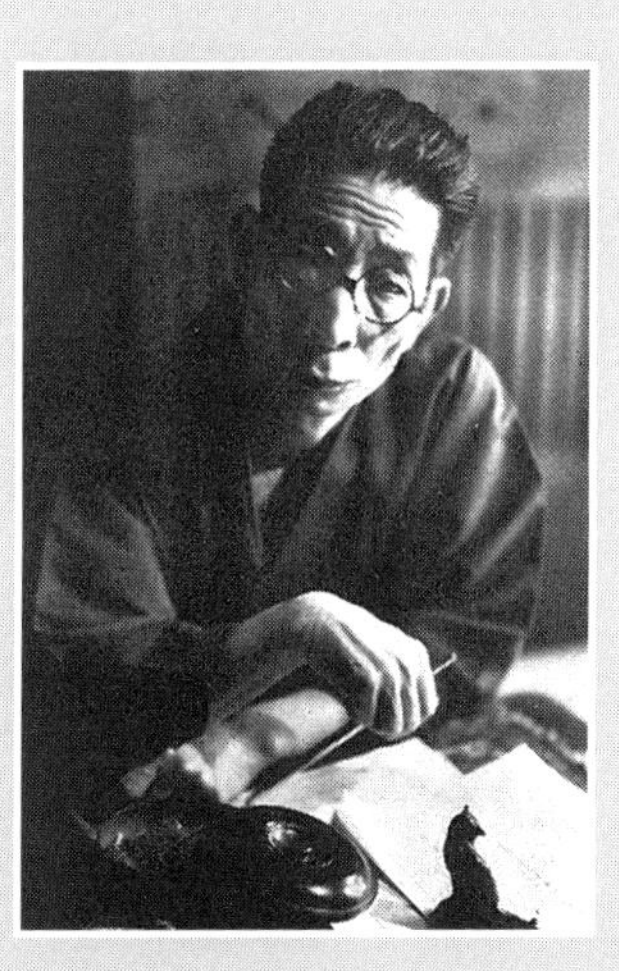

室生犀星〔むろう　さいせい〕

明治22年（1889）～昭和37年（1962）。詩人・小説家。本名、照道。金沢生まれ、高等小学校中退。21歳で上京し、生活苦にあえぐなか詩作に没頭する。北原白秋・萩原朔太郎らと交わり、叙情詩人として知られる。のち小説に転じ、独特の筆致と感覚的表現で人間性をリアルに描いた。詩集『愛の詩集』『抒情小曲集』、小説『性に眼覚める頃』『あにいもうと』『杏っ子』など。

大正の叙情詩人　室生犀星

古今の文人のうち、歯をテーマにして、歯をタイトルにした作品（推理小説を除く）を著した作家を挙げれば、およそ室生犀星ひとりにとどまる。

彼は、大正・昭和中期の詩人・小説家である。詩集『愛の詩集』『抒情小曲集』など、素朴な叙情あふれる詩作を発表し、〃大正の叙情詩人〃と謳われた。また、小説は『性に眼覚める頃』『あにいもうと』『杏っ子』等、詩的感性と人間味を織りまぜた叙情的作風で知られる。明治22年（１８８９）～昭和37年（１９６２）[1]。

彼の『抒情小曲集』の巻頭には、ひろく愛唱された次の詩が飾られている。

〈ふるさとは遠きにありて思ふもの　そして悲しくうたふもの〉

犀星は生涯、歯口腔の疾病に悩み、痛み、苦しみ、日々の症状、通院、治療の様子を日記に記した。とりわけ、昭和24年、25年、28年の60歳代前半は、痛苦に耐えきれず、遣り場のない憤り、自虐的な愚痴を書きなぐった。

彼は、私的な日記にとどまらず、小説1編、随筆2編に、生々しい自己体験を文学的表現により切々と訴えた。

40代の随筆「歯痛音楽」

はじめて犀星は、昭和10年刊の『慈眼山随筆』に収めた、随筆「歯痛音楽」に心情を随想した。(2) この年45歳、文中、30年間虫歯と闘いつづけたというから、すでに10代から彼の痛苦は始まっていたらしい。

「歯がしくしく疼くと、歯のなかで厭らしいどんちゃん騒ぎがはじまり、三味線や笛や太鼓が遽(にわ)かに鳴り出すのである。……僕はそれらの道化者を連れて歯をなほす先生のところに出かけ、そいつらを退治してもらふのである。……」

斯く、エッセイは平易に軽妙に書きだす。歯痛を三味線・笛・太鼓を鳴らすどんちゃん騒ぎと茶化し、道化者扱いするが、本心は決して笑っていない。

「治療中、僕は捜針が気になり、ちょイちょイ舌のさきでさはって見ようとして、そんなことをしてはならぬと反省して止めるのであった。先生は無口で一言もいはない、僕も滅多に口をきかなかった。歯のなかのどんちゃん騒ぎはやゝしづまってゐて、三味線の細い糸を小指できうきうこするやうに鳴るだけであった。ちくちく疼くのが遠くなり、先生は綿をまるめては投げ込み、それを又つまみ上げ、かちんと金物の汚物入れに音をさせ、また別の薬のついた綿をまるめて歯ぐきをこすり、そんなことを五、六遍くり返して居られ

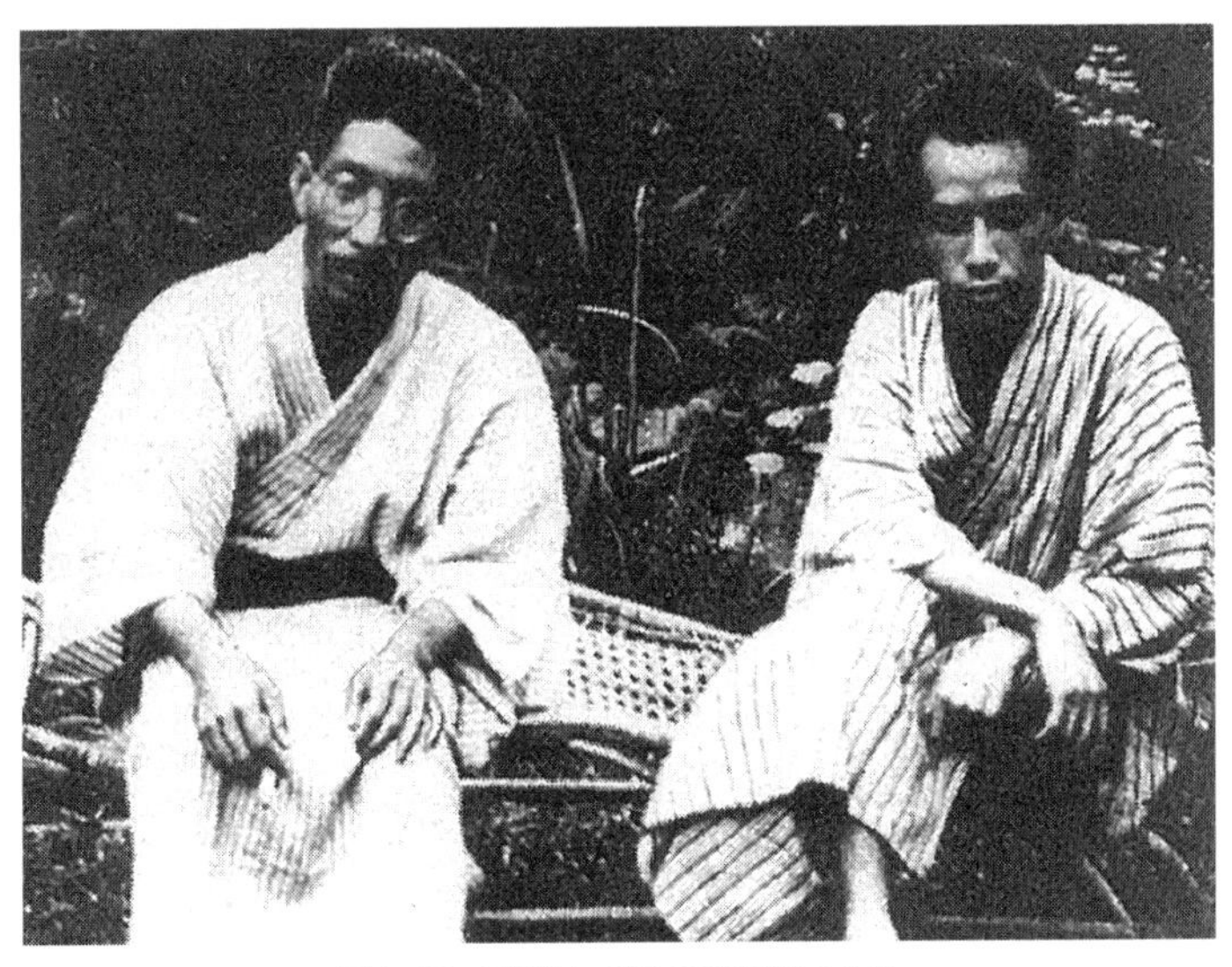

図１ 夏、軽井沢、親友の芥川龍之介と

るのである……」

当時の人気スター岡田時彦に似た、若い新婚の歯科医という。歯科医院で、治療椅子に座った誰もが感受する描写である。どんちゃん騒ぎの音色に擬して、歯痛を和らげようとするのだが、背筋には冷たい汗がにじむ。自らの（不快な）体験を、文学調に表現することに努めているものの、全編に歯口腔疾患の嘆き節と恨み節が奏でられている。

60代の闘病の「日記」

次に、「日記」は、大正13年（1924）から昭和31年までである[3]。そのうち、昭和23年、24年、25年、28年の59歳から64歳までのページに、歯口腔の病状と治療を短く険しい筆致で書き連ねた。

日記は、終戦後の昭和23年の9月にはじまる。

九月十日「くもり……歯痛にて偏頭痛を催す。……」

九月十一日「雨……歯痛のため昨夜よく眠られず、（軽井沢の別荘滞在中に）歯医者に診に行ったが、手当のしようがないとのことだった。丸山博士来り治療、だいぶ歯痛の方が楽になった。……」（軽井沢の歯科医）

十二月八日「はれ……前歯折れ、林医師に行く。」（東京の歯科医）

十二月九日「はれ……歯医者に行ったが、入歯にすることにした。歯医者が不安定でどんなものが出来るか分らない。……」

十二月十一日「はれ、歯医者で入歯を作ったが、あやふやな入歯だから、どれだけ持つか分かったものではない。歯一枚に千六百円取られた。」

犀星の住いは、東京の大森区馬込町久保763番地だが、夏には軽井沢1133番地の別荘で過ごした。（図1）

9月頃より、歯痛激しく三七・三度も発熱する。12月8日に前歯が折れたので、林歯科にいき、一本義歯をすすめられ、3日後にはセットする。しかし彼は、〝あやふやな入歯〟と、林歯科医を信用していない。

それから5カ月余り後、24年5月下旬になる。

五月二十二日「はれ……午後から激烈な歯痛、三度歯医者に行く。夜殆ど眠れずに夜が明けた。……」

五月二十三日「雨、早朝歯医者に行く。口の中が唐辛子をふくんだように熱っぽい。こんな酷くなった事は、ここ四､五年なかった事だ。……」

五月二十四日「はれ、冷しづめに氷で冷した歯痛炎は、午前三時頃から歇（や）んだ。……三日間の歯痛で心身悉く困憊（こんぱい）して了った。歯医者に行ってかえると、あんまさんが待っている。治療。」

六月十五日「はれ……夕方から突然歯痛が襲った。歯のお医者に行って治療したが、午前一時まで疼痛は歇まなかった。……」

六月十六日「雨、歯の痛みは去り、歯齦（はぐき）がいくらか緊った。大事にしないと苦しまなければならない。……」

七月十三日「はれ……すいちょ二疋を携う。……トマトと胡瓜を土産に持たす。たいぶ痩せたが、瞳がきれいになった。歯が欠けているので入れるように忠告する。此方で金は出す事を約束した。……」

すいちょ（にいにい蟬）を持ってきたのは、娘の朝子である。瞳がきれいになったと目を細め、欠けた歯の治療をすすめる。

七月十四日「はれ……昨夕から猛烈な歯痛が起った。終日苦痛。炎症が恢（なお）ったら抜歯してしまいたい。歯が二本重なっているので、抜き難いのだそうである。二回医者に通った。……」

七月十六日「はれ……今日でお盆が終った。……アメリカのダイヤジンという薬を、昨夜四時間毎に三回分服した。今朝は頭は重かったが、歯の痛みがとれた。……朝子からのすいちょは、籠の目から逃げた。歯の痛みをこらえ、にいにい蟬の鳴くのを聞いていると、甘えた声がすがり付いて来るようである。」（愛娘の朝子は、小説『杏っ子』のモデルといわれる。）

5月22日に激烈な歯痛に襲われ、三度歯科医に行くが、ほとんど夜眠れなかった。患部を氷で冷やしたりするが、3日間つづく痛みに心身困憊する。

7月14日には終日、歯痛に苦しむ。炎症がおさまってから抜歯したいと記す。歯が2本重なっているので抜きにくいというから、たぶん智歯の難抜歯であろう。

前歯も奥歯も歯肉も、痛ましい状態のようだ。娘から贈られた籠のにいにい蟬の鳴き声に、寸時癒される。

七月十七日「……はれ……今日七・三度の発熱。歯痛はまだ残っていて、夜は十二時まで眠れなかった。頭も重い、頬が腫れているので、歯医者に行っても治療が却って痛むので、昨日も今日も行かなかった。頬の腫れが引き次第に、今度は抜歯する事に決心した。……」

七月十八日「はれ……歯痛すこし残る。腫れはまだ引かない。腫れが引かないと抜歯も出来ないのである。嗽いをしても痛む。……」

七月十九日「はれ……歯医者で掃歯及び膿摘出して貰う。あとは薩張りした。……今度は抜歯だ。何としても抜かねばならぬ。……」（薩張りは、サッパリの意。）

七月二十日「はれ……歯医者に行く。……今日、風騒々しいけれど、歯の痛みが取れた。今度こそ抜歯するべし。……」

七月二十一日「はれ……歯医者に行く。熱は歇む。歯の為だったらしい。」

七月二十四日「はれ……歯医者に行き、ついに抜歯した。永い間の注射の後、宿怨啻(ただ)ならざる歯は排除された。午後から夜にかけ、傷あとが痛み、熱は七・二度。風のない蒸し暑い夜は、苦痛などというものではない。心身ほとほとに疲労す。……」

七月二十五日「はれ、起きると出血もなく疼きが止っている。医者に行き後始末をして貰う。前後の苦痛はかなり重圧的なものであるが、歯の痛みは根本治療としては抜歯より外にはない、やはり抜いてよかった。昨日は抜歯後あまり痛むので抜かなければよかったと思ったが、今日はじめて月余に亘って晴天を仰ぎ見るような気がした。青年の時分から歯に苦しみ、今迄に四度抜歯をしたが、今度はその痛みが最も酷かった。身体が弱っているせいであろう。……」

七月二十六日「雨……一カ月振りで涼しい雨になった。歯医者に行く。抜歯した次の歯もはじまりかけた。これもさんざん苦しんで抜歯することになるだろうか。……」

犀星は、患部の腫れが引かないと治療はできない、と心得ている。その治療とは、奥歯の抜歯なのだ。抜かねばならない、抜くのは嫌だと、１週間以上も迷いためらい、〃今度こそ抜歯するべし〃と決意する。

そして、ついに抜歯し宿怨は除かれるのだが、蒸し暑いその夜、これまで四度抜歯したが、今回がもっとも酷かったと疲労困憊する。翌日、術後の処置にいくと、抜歯した歯の隣在歯のう蝕が深いことを教えられる。

それから1カ月余りあと、新しい病根を知らされる。

八月三十日「はれ……スマイルを買いに行ったら、薬種屋の主人が夏も終りですねといったから、まだ1週間は夏だと言って置いた。……鈴木歯科医に行って診てもらうと、先に抜いた歯の根が残っているという。それに並んだ虫歯も抜いて貰うことにする……暑い日の歯痛は、全く身ブルイがして来る程恐ろしい。」

九月一日「はれ、昨夜の颱風歇む。歯科医に至り抜歯、今日はあとの痛みが先月と同様疼いて、快々として楽しまず。抜歯に限ると思ったが、これからは荒療治をやるまいと考えた。先の歯のまわりにある細かい骨まで抜いたのである。昼過ぎ、余り痛むので内服薬を取りに遣った。……」

九月二日「雨、ガーゼ取換えに行ったが、あとに残る幽かで執拗な痛みは終日とれない。アスピリン一錠を服用、やっと安眠できた。今度の抜歯は、鈴木歯科医としてはタカを括っていて下手だった。……」

１年余り通っていた林歯科から、８月30日に鈴木歯科に転医する。そこで、後医から前医の抜いた歯の残根があると指摘される。残根は林歯科医の大きなミスだが、犀星はそれには触れていない。

翌日、残根とともにう蝕の隣在歯も抜いてもらう。五度目の抜歯である。歯痛は身震いするほど恐ろしいと竦み、もう荒療治はやるまいと悔む。抜歯後痛みがとれず、アスピリンを服用してやっと眠れた。今回の抜歯は、鈴木歯科医がタカを括っていたと見透かし、下手だったと酷評する。

それから半年後、昭和25年春になる。

三月六日「月曜、はれ……去年から入歯が抜けてその儘にして置いたが、歯の抜けたのは爺むさく、今度歯を入れかえる事にした。今日、七千円払って明日は入歯が出来上るのである。どの歯もボロボロになり、闘い疲れてしまっている。」

三月九日「木曜、はれ……七千円の入歯のお陰で、歯抜爺のつらだけは免れた。こんなに簡単に出来るなら、もっと早く入れて置けばよかった。……」

五月八日「月曜、くもり、睡眠四時間にして夜明ける。不愉快なる一日、仕事せず、あんまをとる。歯痛、どの歯も根が動き、立派な歯槽膿漏という奴。二、三日また歯医者に通い、抜歯してもらう積りなり。……」

五月十九日「金曜、はれ、肩が凝って石のようになった。……歯医者に行く。どうしても抜歯しないと、膿の始末が出来なくなった。明日は抜こう。……」

五月二十日「土曜、雨、歯医者に行き抜歯した。去年から三度目である。苦痛もあるが、思い切って荒療治をした。毎年二本位抜歯して行ったら、しまいに歯が無くなって了うだろう。命と歯と、どちらが続くか見ものである。何時ものような疼痛がなかったのは、抜歯の痕にガーゼを入れないように医者にして貰った事、ダイヤジン服用のせいであったろう。清々した気持だった。」

彼は、七千円の義歯をセットして歯抜け爺から免れたと喜びをえる。しかし、どの歯もボロボロで、どの歯の根も動く、……歯槽膿漏奴と慨嘆する。5月20日、思い切って六度目の抜歯をした。毎年2本ずつ抜歯していったら、歯が無くなってしまうと暗澹となる。

その3カ月後になる。

八月十六日「水曜、はれ、小谷歯科医に行く。レントゲン写真撮影。前歯の神経の有無を調べるらしい。この歯科医は叮嚀である。『文学界』から稿料五万三千円（税引）届く。此処（軽井沢）は経済的には孤島に居るようなもので、金がなくなると何処からも融通できない。……」

九月五日「火曜、はれ……歯の治療が終って、お医者にりんごのお礼を届けた。こんどは痔が痛くなりはじめた。……」

1年ほど通って3カ月前に〝下手な抜歯〟をした鈴木歯科医から、8月16日に小谷歯科医に転医する。2年足らずの間に3人目の歯科医で、犀星がより良い歯科医を求めていたことを窺わせる。小谷歯科医は気に入ったらしく、この歯科医は丁寧であると珍らしく主治医を褒め、礼にりんごを届ける。

それから半年余りあと、昭和26年春になる。

三月十四日「水曜、はれ……歯医者に行く、当分通うことになろう。ボロボロ歯は、次から痛み出す。いづれは抜歯しなければなるまい。……」

三月十六日「金曜……昨夜も浮き始めた歯の痛みで、安眠が出来ずに明け、今朝、勇気を鼓して抜歯した。後一時間程疼痛があったが、内服と冷やすことで無事苦境を脱した。上顎の右側には、最早、一本もないのである。國米歯科医院に勘定の折、印度りんご七個持たせた。……」

いずれは抜歯しなければなるまい、と自らに言いきかせ、その翌々日に〝勇を鼓して〟抜歯する。七度目の抜歯になるが、もはや上顎右側は1本もないという。

さらに、2年数カ月後の昭和28年梅雨。

六月十三日「土曜、はれ、歯痛。夕方歯医者に行ったが、夜中に痛む。……」

六月十四日「日曜、はれ、歯痛時々やみ、また疼く。抜歯しても前の方だから義歯の必要があり、三本抜くことになるので憂うつになる。」

六月十五日「月曜、はれ、考えあぐんだ後、抜歯を決行した。……今日の抜歯は今迄にない手痛いものだった。やっと疼きがしづまったところに、K・T両氏が来訪……」

八度目の抜歯だが、前歯3本。考えあぐんだ末に決行したが、今までになく手痛かったという。

それから2カ月足らず……。

八月八日「土曜、くもり、歯は全然炎症がなくなり、抜歯に差支えがなくなった。何とか我慢をして、この恐るべく口中の暴れ者を退治すべきである。……」

八月十三日「木曜、くもり、少雨。バトラー歯科医に行き、抜歯。注射の苦痛も大したことがなく、此の間から苦しみ抜いたものを、これで排除することが出来た。次にもう二本抜かなければならない。……小谷医師は東京の先生と違って、どこかに自信を持っていて、それが安心感を与えた。技術も優れた叮嚀さをもっている。……これなら、次の抜歯にも大して痛いことは無かろう。……芸術院手当五万六千七百円届く。……」

八月十九日「水曜、はれ、とみ子為替七千五百円送る。抜歯二本、二本まとめて抜いたのは初めてであるが、……痛みは軽くはあったが、ずっと続いた。……」（とみ子は、犀星の6歳下の妻である。）

バトラーとは歯科医院の名称で、小谷歯科医はそこの院長だった。前回の前歯3本につづいて、〝恐るべき口中の暴れ者〟を退治してもらう。抜歯慣れした患者といえようか、九度目の抜歯になる。次にはもう2本抜歯しなければならないのだが、犀星は、態度も技術も優れ丁寧と、小谷歯科医に信頼をおいている。

その2本も、6日後に小谷歯科医に抜去してもらう。十度目の抜歯になるが、術後の痛みは軽度であったようだ。

八月二十四日「月曜……歯科医で歯の型をとる。……」

八月二十八日「金曜、雨のこる……バトラー歯科医院に行く。歯型ができたが、東京に仕上げをさせる為、九月二日に来て呉れとの事。どれだけ取られるか分らないが、大した事はないだろう。一本二千円位かも知れない。抜歯の料金とも一万円あればいいのだろう。……」

八月二十九日「土曜、雨。正宗白鳥来訪、例によって構わない風采、話盡きず。……血圧をたづねると一四〇、歯は入歯だが、どんな固いものでも食べられるという。……」

九月一日「火曜、雨。……（映画館からの帰途）歯医者に寄り入歯をいれた。うまく入り、やっと頬の落ち床をなおす事が出来た。一万六千円であるが半額でよいと言い、八千円払った。明日は菓子でも持たせ、お礼をしなければなるまいと思った。」

気のおけない作家仲間の正宗白鳥と終日話は尽きず、血圧や義歯を同病相哀れむ。犀星は、治療費の金額をしきりに気に病む苦労性で、支払いも手落ちなく済ませる。

斯く、犀星の日記を抜粋すれば、実に連綿とつづく歯痛と入歯との苦闘の記録である。元々、彼は繊細で心配性、神経質な気性のうえ、痛みに人一倍鋭敏で、歯科治療に強迫観念ともいえる恐怖心をもっている。けれども、人の感受性と恐怖心は様々であるから、一概には、その程度は推しはかれない。患者の身になってみれば、誰も似たり寄ったりなのだ。

69歳の小説「歯の生涯」

犀星は69歳に至って、50年におよぶ歯口腔の闘病体験を昇華すべく、昭和33年に雑誌『それいゆ』に40枚の短編小説を発表した。[4] その「歯の生涯」は、次のような書き出しに始まる。

「私の生涯は、歯痛に悩まされ通しであった。歯痛は仕事をはじめると、それと一緒にやって来る。仕事が面白くすすむと、歯が燃え、歯ぐきが常態を逸して来て、歯と呼応し、口の中の歯が一さいがたがたに不揃へに凸凹になる。熱が出る……、私は下歯は山に持って行って、これを山の土に棄てていた。上歯は海にはこんで波濤のけぶるなかにこれを棄て、歯と別れた。若しそういう時間がなければ、上歯は低い土地に棄て、下歯は屋根の上に棄てる略式の方法があった。これは、守らねばならない古い国の町のおしえなのだ。」

昔から、抜けた上の歯は土に放り、下の歯は屋根に投げるという風習があった。それは昭和の大戦後まで伝承されたので、犀星もそれに従っていたのだろう。

因みに、江戸前・中期の雑俳集『武玉川』は、この抜けた歯の習わしを一句載せた。自分の歯を放り投げた屋根を、無心に見あげる江戸の童……。

〈歯の抜た子の屋根を見て居〉

それにしても、「私の生涯は、歯痛に悩まされ通しであった」と、衝撃的な第一行である。仕事をはじめると、必らず歯痛もはじまるという。歯が燃え、歯茎がガタガタ、熱がでる、欝になる……抜けた歯の処理は、旧慣を固守して神仏にすがるのみだ。一身一体ゆえに、追放できない性悪な道連れである。まことに己れの悲運を託つほかない。

文中、主人公は、治療室で歯科医と丁丁発止やり合う。

「あなたは一体抜歯をなさるのか、なさらないのか、それから先に決めていただかないと、治療の仕方もないではないですか。」

「家を出る時は抜歯のかくごは決めていたんですが、此処に来て見ると、もっと治療をした後に抜歯しようという新しい気持に変ったのです。」

「では止めて置きますか。」

「ええ、併し結局抜歯しなければならない歯だとすれば、やはり抜いていただかなければならんと、いま急にまたそう決めてかかっているんです。」

「だからそれを決めていただかないと、仕事を初める事が出来ないんです。抜くか抜かないか決めて貰わないと。」

「今日は止めましょうか。」

「そうですか。」

「併し今日止めてみても、やはり抜かなければならないとすると。」

「それを決めて頂きたいんです。」

「やって頂きますか。」

「やることは直ぐにやれますよ。注射も充分にすれば訳はないんです。子供でも、我慢して抜きますよ。」

「子供は我慢するでしょうが、おとなはそうは行かない、注射は何本くらい打つんです。」

「歯ぐきの表側と、それから裏側に一本打つだけなんです。」

「歯ぐきの裏側は、もう骨に達しているんじゃないんですか。」

「では用意しますよ。」

「あ、ちょっと待って下さい、ええと、悪いがやはり明日にします、どうも、今日はかくごがぐらついているんです。やはり抜歯は一思いにやって了わないと、やりにくい気がするんです。」

「そうですか、あなたのお考えで抜く事も、抜かない事も決めるんですからね。」

「では明日また伺います。」

「そうですか。」

この主人公は、まさに犀星その人である。彼が弱気と恐怖心から、歯科医と交わせなかった大胆な〝質疑応答〟を展開している。

きょうは抜歯すると決心してきたが、いざ治療椅子に座ると覚悟がゆらぎ、歯科医から督促されても、迷いに迷い愚図愚図と逃げまわる。注射が怖くて、何本打つのか?、歯茎の方は針は骨まで達するのではないか、と問う。子供でも我慢しますよ、と歯科医に宥(なだ)めすかされる。結局、情けなくも、明日また伺いますと、歯科医院を逃げるように退散する。

そこには、大人の男子の恥も外聞もない。

作者犀星が、主人公に思いっきり代弁させて、己れの鬱積を晴らしたと言えようか。

「……どんな歯医者でもきっと抜いた歯は、一遍は見せてくれるものである。仕事をしたあとの安心感でもあるのか、抜歯を見せることで歯科医は習慣としての熟練を仄見(そくけん)させるつもりなのか、これです、この歯ですと何時もいうのである。私は何時も抜かれて燃えない歯を眺めた。そこには私を悩ませる何物も持っていない、嘘のようなやすらかさである。燃えないで死んでいる歯であった。あんなに苦しめた物が、歯齦からもぎ取られたために死なねばならなかったのだ。態（ざま）あみやがれなぞという気はしない。しめやかな感慨は一枚の歯にそそがれたきりであった。歯は歯だけの死ではない。人間全体の死を小さく縮めて見せている死なのである。紙に包んでこれを抱いて、私は汽車に乗って出かけた。なるべく山の上にこれを棄てる考えなのである。」

抜歯直後の歯科医の所作と、患者のやるせない心情を対比する。あれほど自分を苦しめた歯が死んだと正視し、しめやかな感慨を覚える。そのうえで、それは歯だけの死ではなく、人間そのものの死を縮小した死であると断じる。大仰に、口腔内の歯を生きた存在とみる犀星の感性と価値観――そこには、語呂合わせになるが、詩人犀星に〝歯人〟犀星を重ね合わせることができる。

翌昭和34年、彼は雑誌『新潮』に晩年の小説「蜜のあはれ」を連載する。歯医者通いをする少女と、老作家が戯れる幻想的な情景は、痛苦から解脱した犀星の安らかな心境を漂わせている。

この年、42年間付れ添った妻とみ子が亡くなり、犀星の老いをはやめる。彼は、3年後の昭和37年3月26日港区虎ノ門で、肺がんのため72歳で死去した。

文献

（1）『室生犀星文学アルバム』菁柿堂　2012
（2）『室生犀星全集　第6巻』新潮社　1966
（3）『室生犀星全集　別巻1・2』新潮社　1966
（4）『生きるための橋』室生犀星　実業之日本社　1959

第7章

西東三鬼と齋藤敬直

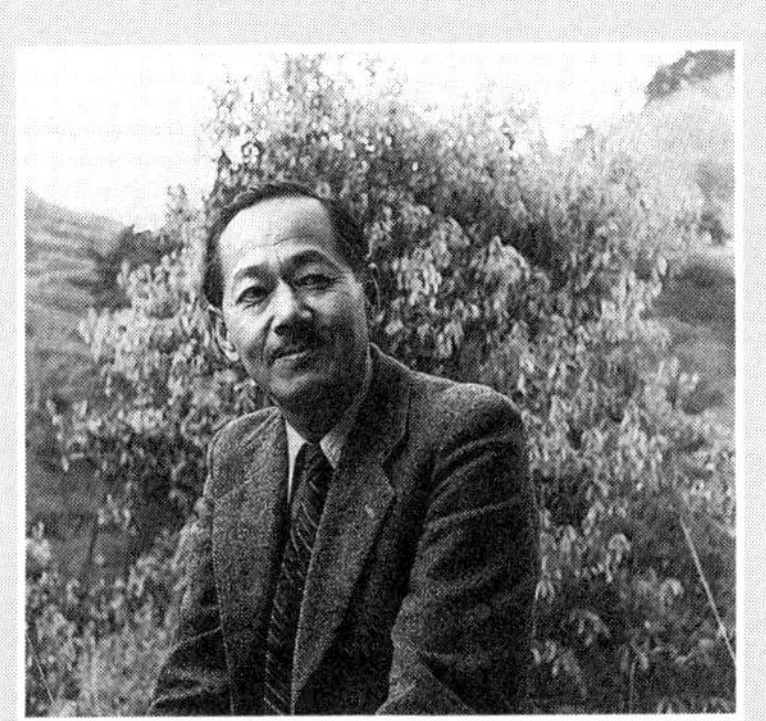

西東三鬼［さいとう さんき］

明治33年（1900）〜昭和37年（1962）。本名・齋藤敬直。病院で歯科部長を務めていた頃、患者に勧められて退屈しのぎに俳句を始めた。昭和10年、〈水枕ガバリと寒い海がある〉を発表し、無季定型の俳句運動の旗手として鮮烈にデビュー。新興俳句のトップランナーにとどまらず、現代もっとも人気のある俳人である。

俳人西東三鬼

西東三鬼は、昭和10年代の新興俳句運動の旗手として、無季定型俳句を先導し、現代俳句に大きな影響をあたえ、現代もっとも人気のある俳人といわれる。作家の松本清張は、三鬼の俳句をフランスの詩人ボードレールの「悪の華」と比して、それよりも豊かで鋭敏な感覚と評し、〝現代俳句でもっとも天才的な地位の作家〟と讃えた。

三鬼は、高浜虚子を頂点とする伝統俳句の全盛の時代に登場し、昭和10年（1935）に俳誌『京大俳句』に参加するや、〝ロマンチシズムとリアリズムが神秘的に融合した作〟が注目をあつめた。それを出発点として、大樹のもとに群れる有季定型の伝統派を尻目に、師系に属さず、独り新興俳句の先頭走者となって全力疾走する。

彼は、機智に富んだ即物的感覚、卓抜したレトリックを駆使し、耽美で背徳的なデカダンスを発散した斬新な句を次々に世に問うた。その反骨無頼、自由奔放、才気煥発、尖鋭風狂な鬼才は、時代を超えて現代に至るまで人心を魅了してやまない。

現代俳人の安井浩司は、「三鬼の現代俳句に与えた影響は絶大なものがあった。（今後の）俳句形式が、三鬼というものを分割し、それを三鬼とし、さらに小三鬼を、どんどん作るような方向にあるのは間違いない。」と評した。(1) 安井の極言には、正岡子規にはじまり虚子に達した近代俳句が、三鬼ら新興俳句の台頭によって、大きな曲り角を折れた、という含意がある。

三鬼がにわかに頭角をあらわし、言葉の魔術師として新興俳句のトップスターになったのは、彼の多彩な波乱にみちた生き様にあるといってよい。

第1は、三鬼は古今の俳人のなかで、抜きんでて多様な華やかな話題、逸話や挿話が多い。

・昭和9年、三鬼の発想と先導により、バラバラの俳句結社をつなぐ初の談論会「新俳話会」を結成し、オルガナイザーの手腕をみせて俳壇新時代の先駆けとなる。

〈水枕ガバリと寒い海がある〉

・昭和10年、肺浸潤にうなされる病床にあって、この句が閃いて俳句開眼する。朝日新聞「折々のうた」の大岡信は、三鬼の出世作となった同句を、〝新興俳句の存在を世人に告げる号砲の役を果たした〟と評した。

・昭和12年、日華事変の勃発を機に、三鬼は率先して無季の戦争俳句を奨揚し、戦火想望俳句の急先鋒となる。のちに、この戦争俳句が反軍反戦思想とみなされ、治安維持法違反で検挙される。

・昭和15年、「京大俳句」の同人たちの特高（特別高等警察）の第一次検挙、第二次検挙を免れ、遅れて第三次に一人検挙されたことで、特高のスパイという臆測をよび疑惑を深める。

・昭和15年、廃刊となった「京大俳句」同人の東京勢と共に、俳誌『天香』を創刊する。

・昭和17年、釈放後句作を断って、歯科医業を止め、妻重子・長男太郎と別れて神戸に移住し、心ならずも生業（なりわい）の職に就く。

・戦時中、のちに〝三鬼館〟とよばれる神戸の古い西洋館で、ボヘミアン風の遊蕩で放縦の日々を送る。

・戦後の昭和22年、「新俳句人連盟」の政治色に反対して脱退し、同連盟の分裂を招く。

・昭和22年、三鬼の求心力と行動力が多様な俳人を糾合し、盟友石田波郷らと「現代俳句協会」を設立する。

・昭和23年、畏敬する先輩山口誓子を担いで、俳誌『天狼』を創刊する。

・昭和31年、関西から神奈川県葉山に移り、角川書店の社員となり『俳句』編集長をつとめる。彼は、句業と生業を兼ねた初の〝専門俳人〟を自称する。

・没後18年たって昭和55年、三鬼を特高スパイとしたルポ小説『密告』を、遺族が死者の名誉権の回復をもとめて提訴し勝訴する。

斯く、三鬼にまつわるエピソードは事欠かない。ダンスに興じ交際術に巧みな社交家、世故に長けた政治屋と揶揄する者もいた。おおむね彼には、ニヒリスト、漁色家、遊び人、浪費家、ドン・キホーテ、はったり屋、女たらし、アジテーター、気取り屋、エゴイスト、キザ男、策士等々、およそ胡散臭い風評がつきまとう。

かねて俳人には、おどろおどろしい雅号（俳名）が少なくない。虚子、碧梧桐、一碧楼、石鼎、井泉水、蛇笏、鬼城、山頭火、青邨、秋櫻子、茅舎、青畝、鷹女、草城、草田男、不死男、林火、楸邨、波郷等々。そして三鬼も然り。「三鬼」の命名については諸説あるが、本人はただの思いつきと濁すが、嘘っぽい。三と鬼の切れ味、三鬼の字がもつイメージ、三鬼という音感……彼がネーミングで大得をしたことは間違いない。

「西東」についても逸話がある。

「京大俳句」の主幹の平畑静塔が、昭和10年に三鬼らを同誌に誘おうと京都から上京した（のちに、三鬼は人買いにきたと茶化したが）。三鬼のつとめる神田の和泉橋病院をたずねた平畑は、歯科診療室に掲げられた「齋藤」の名札をみて、「西東はペンネームだったのか」とつぶやいたという。

第2には、とかく三鬼の行動は、ずぼらで場当たり的とみられるが、実は彼の句業は実直で、自らの足跡をそのつど着実に残している。30年足らずの句業の間に、次の4冊の句集をだした。

『旗』、昭和10～14年の２０９句、昭和15年。
『夜の桃』、昭和20～22年の２４７句、昭和23年。

『今日』、昭和23〜26年の363句、昭和27年。
『変身』、昭和26〜36年の1073句、昭和37年（死の1カ月前）。

新興俳句弾圧事件により句作を断った戦時中の5年間を除いて、この4冊には三鬼の句業1892句が、時代を追って節目をつけて収められている。のちの識者は、これを3つの時期にわけて、第1期は俳句開眼、第2期は再生と停滞、第3期は復活の時期とした。このように時代毎に発表した句集が、俳句史上に西東三鬼を動かしがたい俳人として位置づけたといえる。

第3には、概して短詩型の詩人や俳人は、長い散文が苦手である。昭和21年に仏文学者の桑原武夫が、現代俳句を「第二芸術」と貶めた。三鬼は、ただちに翌22年、『現代俳句』に「『第二藝術』論に答える」と長文の反論を掲載した。本来、桑原が比較にならない韻文と散文の優位性を論じること自体、ナンセンスなのだ。

高浜虚子は一時期、漱石に刺激されて小説に傾倒し、三文小説を書き散らしたが、伝統派をふくめて俳人には文章を残した人は少ない。彼らには、散文で表現するのは邪道とする意気地がある。そんななかで三鬼は、ひとかどの文章家として遇されている。

彼は、昭和12年には『京大俳句』の編集に加わり、俳人仲間とのユーモラスな「交遊記」を連載して好評を博した。その後、自らを〝俳句作家〟と称し、本分の俳句のほかに、随筆63編、評論・時評11編、短編小説5編、自伝（私小説）3編等を書いた。俳人にしては異色であり、それだけに俳壇の注目をあつめた。短編小説と自伝は、次の通りである。

「家鴨の卵」、天香、昭和15年。
「颱風前後」、現代俳句、昭和23年。
「《まげものスリラー》鼠小僧神がくし――按摩徳の市の話――」、新関西、昭和30年。
「夏の夜がたり」、新関西、昭和31年。
「八百匁」、俳句、昭和31年。
（以上小説）
「神戸」、俳句、昭和29～31年。
「續神戸」、天狼、昭和34年。
「俳愚伝」、俳句、昭和34～35年。
（以上自伝）

新聞の「新関西」を除いて、掲載は俳句誌である。とりわけ自伝3作は、俳人西東三鬼の人間像と波乱の時代相を活写していた。それによって後世、昭和新興俳句の時代が、過分に鮮明に記録されることになった。

「神戸」は、昭和17年冬の関西への逃避行に始まり、戦時中の実体験が浪漫的に軽妙洒脱に綴られたフィクション風自伝である。
「俳愚伝」も、個人的な手記と断わりながら、「俳句を始めてからの私は、新興俳句の疾風怒濤の中を、夢遊病者のように彷徨した。職業に専心せず、家庭は棄てて顧みなかった。貧乏に沈んで行ったのは当然であるが、身体までいつの間にか蝕まれていたのである。」と心情を吐露した。俳句の昭和革新から、戦前戦中の弾圧、戦後の俳壇の流転を淡々と率直に記述した。(2)

作家の五木寛之は、復刊された「神戸」を、〝浪漫的雰囲気を発散する文章は、底辺の群像と共に生きる日々を描いて、稀有の証言となり得た名作〟と評し、昭和文学史に残る傑作と絶賛した。三鬼の自伝ゆえに過褒であるが、のちの識者には、戦下の時代の当事者の証言は格好の歴史的資料となった。

第4は、三鬼を彩る艶福家という風評である。彼は、コールマン髭をはやしたダンディでニヒルなドンファンだった。女好きで女に好かれ口説き口説かれ、数十人という女性を遍歴し、彼のまわりには艶聞が絶えなかった。三鬼と人妻を奪いあった若い警察官が自殺した事件は、当時、新聞沙汰になった。

漁色や色事に関し、彼は「神戸」にケロリと顚末を告して恥じるところがない。その第9話には、40歳にして「わが一生は阿呆の連續ときわまったり」と、或る女との奇想天外な実話を綴った。

「私は女の人に頼まれて、その人に子を産ませたのだ。」

彼女は、肺結核で入院した三鬼を看病した看護婦であった。癌を患う老母が、死ぬまでに孫が欲しいというので、今生のうちに願いを叶えてやりたいと懇願する。ここで三鬼は、凡夫にはできない妬ましい振る舞いを演じる。半年後、孕んだ彼女に迫られて、中年のニセ婿となって長崎県大村湾まで出むく。心ならずも、老いた両親と親戚に大歓待をうけるが、真珠貝に食中りして七転八倒する。翌年、願いどおり老母は、孫の顔をみてから亡くなった。

その愛人が堀田きく枝で、図らずもできてしまった子は次男直樹である。彼は後年、三鬼スパイ裁判の原告となって、亡き父の名誉のために闘う。きく枝の奇策にまんまとはまったのだが、その後、彼女は三鬼を離れず、途切れながらも同棲をつづけて、内縁のまま彼を看取る。種馬の身とはいえ、男冥利に尽きるという他ない。この風狂な優しすぎる男気が、人間三鬼の魅力を増幅させたといえる。

歯科医師齋藤敬直

さて、三鬼の歯科医業について述べねばならない。

西東三鬼こと本名、齋藤敬直（けいちょく）が、偶然に日本歯科医学専門学校（現、日本歯科大学）に入学した、というのは事実である。彼の随筆「屋上風景」に、そのいきさつが露悪的に綴られている[3]。

大正10年の冬、敬直は、青山学院中等部の級友で、小心者の親友Hに乞われて、飯田橋の入学試験に付き添った。そのまま試験場内に連れこまれて、Hの隣席で彼に見えるように、大きな字で答案用紙に走り書きした。ところが二人とも合格となり、敬直は心細がるHに懇願されて、やむなく同年4月には角帽と詰襟の同級生になる。人にものを頼まれると、断われない性分なのだ。優しい友達思いの21歳には、とくに先行きの当てもなかったのである。（図1）

敬直の同級生に前田勇がいた。彼は、のちに静岡の南伊豆町の国立療養所に勤務するかたわら、同級生に刺激されたのだろう、俳人として敬直を仰ぎみることになる。三鬼を悼む『俳句』の「三鬼の思い出」に、前田は「三鬼青山学院時代の追憶」の一文を寄せた[4]。そこには、日本歯科医専時代の青年敬直の人物像が、生き生きと記述されている。

「花の散る校庭にみな真新しい角帽を得々と冠り、希望に満ち満ちた群の中に一人アイロンで整えたハーフバックの前髪を風に気にしながら、『角帽なんか可笑くって冠れますか』てな顔をしている年長の学生がいた。今から四〇年前の日本歯科医専の入学式当日の齋藤敬直、即ち後年の西東三鬼であった。」

奇しくも、日本歯科医専の入学式当日の三鬼を記憶していた同級生がいたのである。さぞかし、印象的な新入生であったのだろう。(図2)

つづけて、「前年の夏徴兵検査に郷里津山へ帰った際許嫁のいる同年の娘と恋に陥り、その娘に結婚を急かれている彼は、青山学院の英文科を不本意に中退して、卒業さえすればすぐめしの食えるこの学校へ来たのである。」と記す。実際は、親友Hに懇願されて、青山学院高等部を中退したのだが、前田はそれを知らなかったようだ。学費出資者は、長兄の武夫である。

「こんなわけだから、当然解剖学だとか細菌学などに興味なく、玉を突いたり、碁を打ったり、仲間のいない時は神田の古本屋を漁り、レコード屋を漁って、オペラの一節など覚えて来るのであった。

学校近くにある近江屋という喫茶店をまるで自分の家のようにし、飲食代を溜めて払えなくなるとスタンドの奥へもぐってコック帽をななめに冠り、玉葱を切って泣いたり、サンドウイッチのハムを厚切りして叱られたりしていた。両親に早く死に別れた彼は、青山に住む大分年齢の異う兄貴の世話になり、二階八畳間を占有して恋人の肖像画と沢山の文学書、ギターやマンドリン、描きかけのカンバスの中に学生としては贅沢な境遇の中に青

春を楽しんでいた。」（図3）

〝近江屋〟というのは、当時のカフェである。前田は、敬直と親しい遊び仲間であったようだ。その頃は、敬直が三鬼となって持て囃され、自らも俳人とよばれる身になるとは夢想だにしなかったろう。

「頭脳の良さを発揮して一夜漬けの勉強と、するどい勘のやまで二学年に進級すると、ボヘミアンネクタイをなびかせながら、ホームスパンの背広姿で近江屋迄来て、そこから制服に着換えて登校するようになった。それが或る日、神田の古道具屋で値切って買って来たという角帽を冠って現われ、みなを驚かせた。」

外ではスタイリストを気取りつつ、内では校則に従うという要領のよい学生であった。

2年のとき、創部まもない馬術部（諸誌では乗馬部とあるが、馬術部が正しい）に入部する。ダンディを好む敬直は、颯爽とした乗馬姿に憧れたのだろう（図4）。

「学校の馬術部員になり、初めての乗馬日である。制服制帽茶色の乗馬ズボン、それにハクシャの附いた細目の長靴、それは彼がちゃんと計算したスタイルであって、行き帰りに女学生を振り向かすに充分であった。

何か始めるとことん迄やらなければ承知出来ない彼は、週二回ばかりの稽古では満足せず、いつの間にか代々木の乗馬クラブの会員になり、馬術の他に上流の夫人や令嬢と交

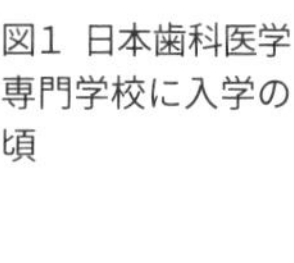

図1　日本歯科医学専門学校に入学の頃

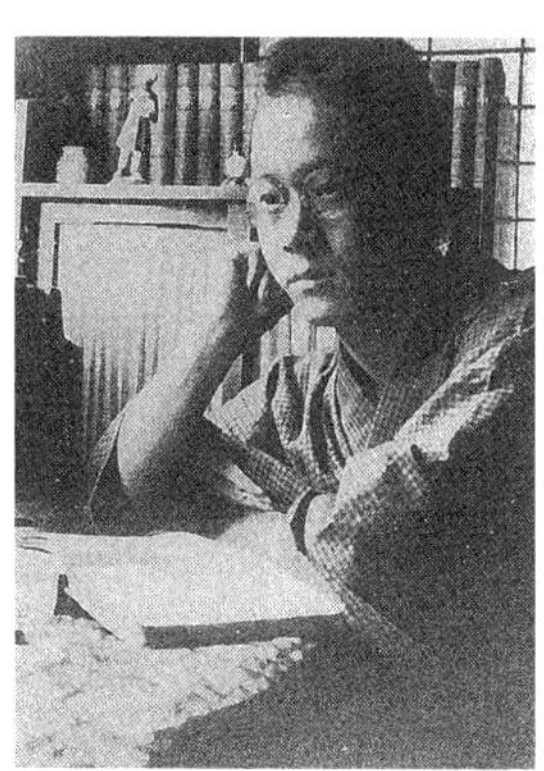

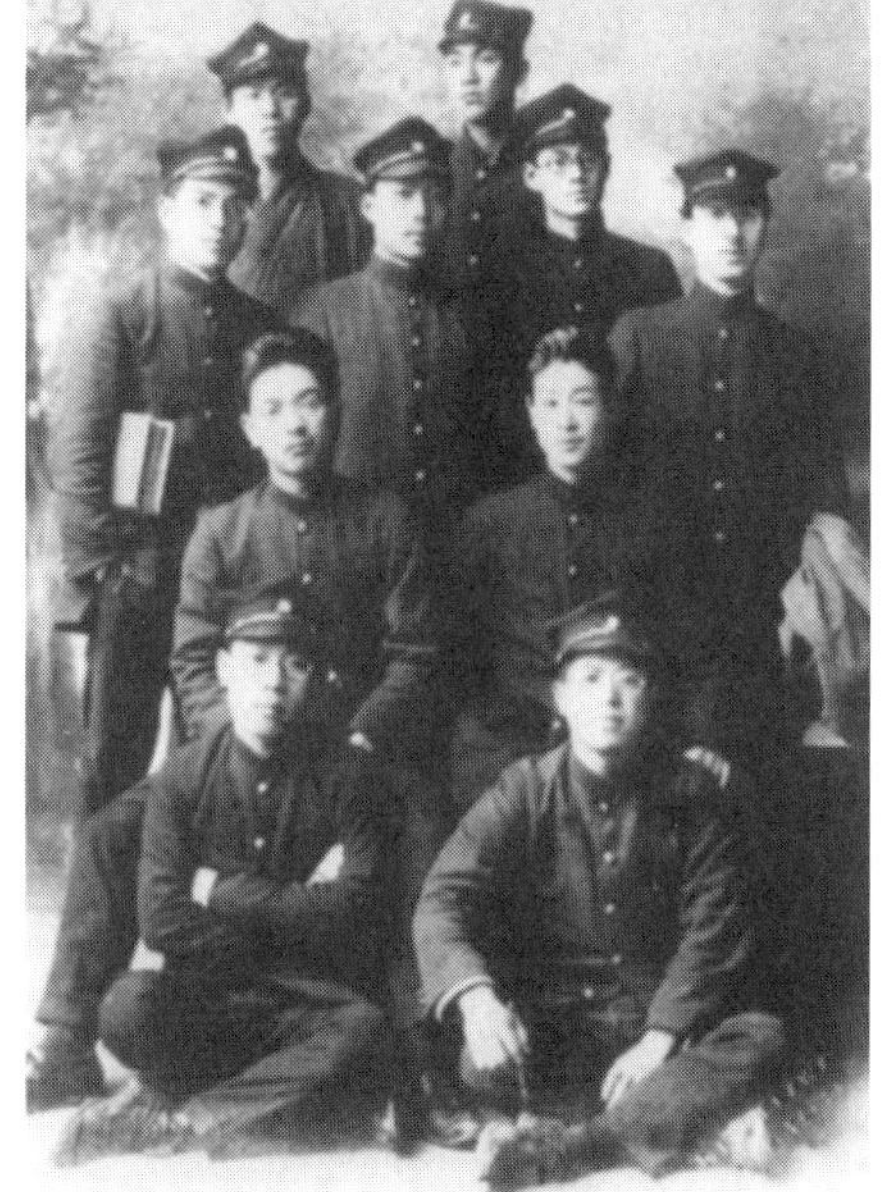

図2　同級生と、後列に立つ人の右から２人目

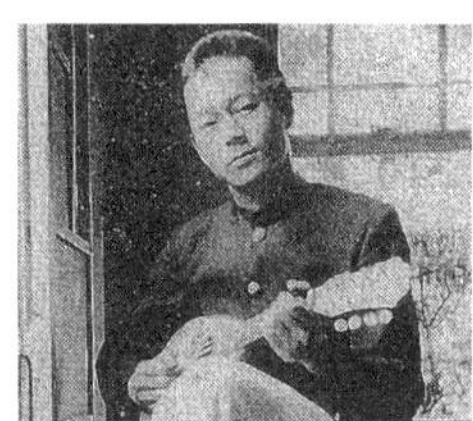

図３　マンドリンを弾く学生服姿の敬直

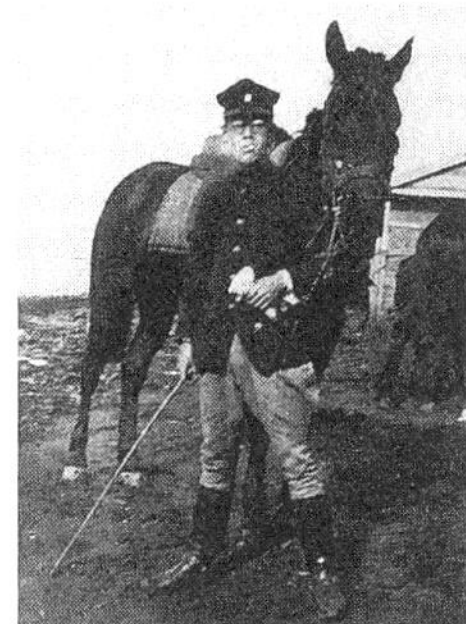

図４　馬術部で乗馬服姿の敬直

図５　学生祭の仮装舞踏会で女装した敬直

際して、社交術をも身につけてしまった。元来フェミニストである彼は中々の人気者で、彼女達の遠乗りの時はいつもお供を仰せつかっていた。」

学生祭では、仮装舞踏会で女装して皆を驚かせる等、自己顕示欲はつよかったようだ。

（図5）

関東大震災後、「この未曾有の大震災のお陰でうやむやの中に四学年に進級すると、そこには絶対に懶けることの出来ない患者実習が待っていた。新しい診療衣をまとい、先生面をして歯科のすべての科目の患者を手掛けるのだが、この患者が学校の附属病院へ来る人達では足りず、従って各自が色々な患者を探してこなければ卒業の単位が取れないのでみな苦労していた。

然るに今迄不真面目な学生と自他ともに許していた彼は、まるで水を得た魚のように毎日自分の治療椅子を、患者でそれも多くは美しい女性で塞ぎ、早くも一人前になった手つきで手持ち無沙汰の仲間を尻目に次から次と点数を稼ぎ、『女には親切にして置くもんだぜ』と涼しい顔をして、期日前に卒業の単位を取ってしまった。

その頃ひまになった彼は、学生の控室などで足型の沢山描いてあるフランス語の本を、字引と首引で読んでは怪しげなステップを踏んでいた。こっそりアメリカ帰りの人の家でダンスの手ほどきを受けて来たが、それ以上は教習所もホールも無い時代だったので、独学で研究するより方法なく、丸善でやっと本を探し出し、彼らしい熱心さでどうにか物にしてしまった。」

前田の追憶には、自分とは程遠いタイプの同級生に対し、妬みと憧れのまざった複雑な心情が読みとれる。むろん、世評におもねて三鬼像を損なわぬように、面白おかしく描いた側面は割引かなければならない。

この前田の一文は、「三鬼青山学院時代の追憶」というタイトルと内容が合わない。編集部の意向に沿わなかったのか、首をかしげる。ともあれ、同じ俳句を志す同級生を得たことは、俳人三鬼にとって思わぬ僥倖であったといえよう。

敬直は4年生のとき、学生会雑誌『富士見』の創刊号に、翻訳詩2編を載せる。[5]（図6）

1編は、フランスの詩人 Fernand Gregh の「アルチュール、ラムボーに與ふ」。もう1編は、イギリスの詩人 Arthur W. Symons の「調」である。[6] 仏英の難解なポエムを原語で読み訳した。学生らしい尖鋭で硬質な短詩は、彼の文学的な才能の片鱗をみせている。（図7）のちに三鬼は、学業は〝怠け放題に怠けた〟と悪ぶるが、敬直はキャンパス生活を満喫したようだ。（図8）

4年後の大正14年3月、第14回卒として卒業する。同級生140名のうち88番目の卒業成績だった。サボリ学生にしては、そこそこの成績である。（図9）

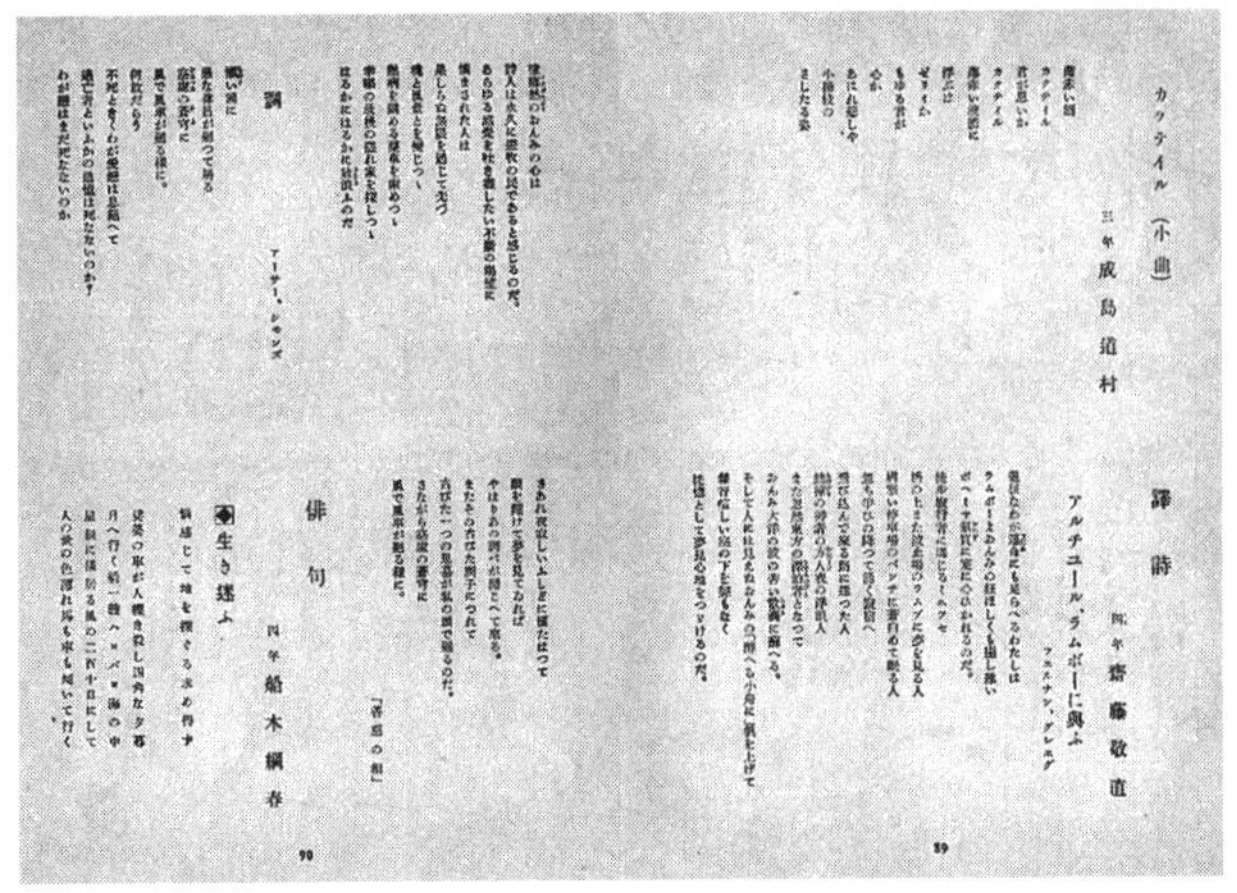

カクテイル（小曲）

三年　成島道村

譯詩

四年　齋藤敬直

アルチユール、ラムボーに與ふ

フエルナン、グレッグ

89

諷

アーサー、シモンズ

俳句

四年　船木楓春

90

図7『富士見』に載った敬直の訳詩2編

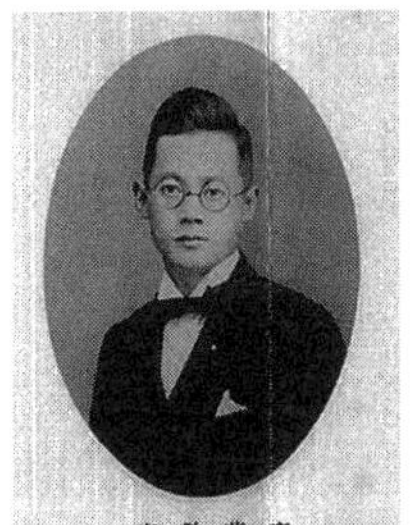

図8　第拾四回卒業記念写真帖の敬直

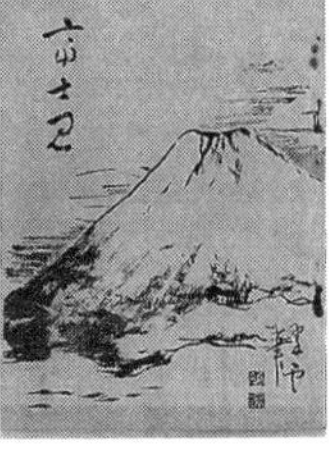

図6『富士見』創刊号の表紙

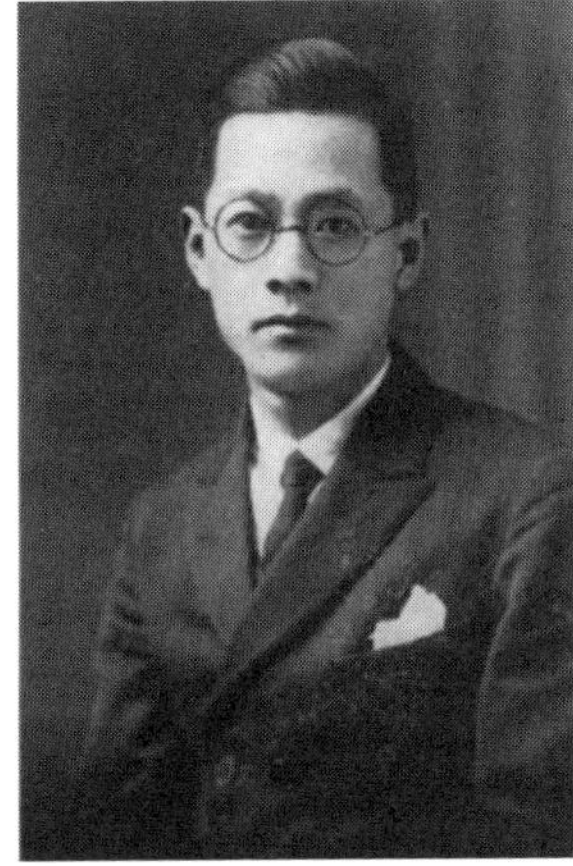

図9　日本歯科医学専門学校を卒業の頃

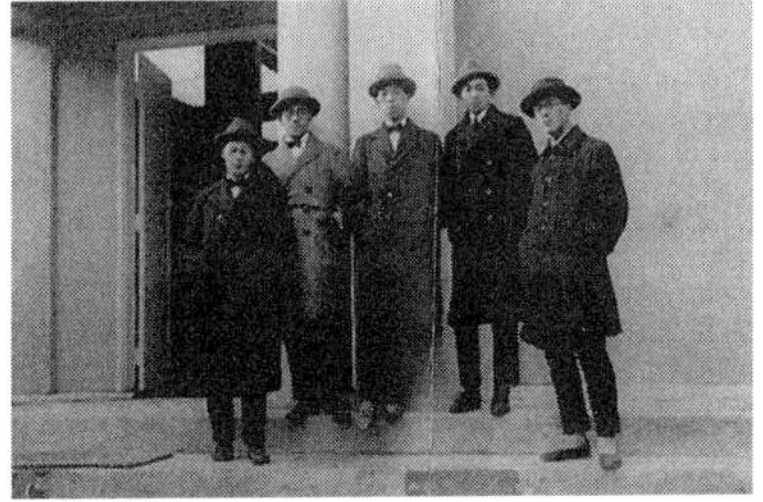

図10　校内で同級生と卒業写真、左端に敬直

同級生には、ガイコツ博士として知られる東京慈恵会医科大学の河越逸行、日本歯科大学附属病院長の杉崎壽、千葉県歯科医師会長の小泉正夫、愛知学院大学教授の西塚忠義、日本歯科大学校歌を作詞した木暮英男がいた。親友Ｈは留年して、１年遅れの卒業になる。（図10）

同年11月に歯科医籍第１１９６４号に登録されて、歯科医師の免許をうける。同月、幼馴染みの上原重子と結婚し、12月にはシンガポール在勤の兄の武夫によばれて渡航し、彼の出資により同地で歯科医院を開業する。26歳の若年だが、当時は４年間の完成教育であったから、一応、診療技術は身につけていた。

３年後、昭和３年冬にチフスに罹り、歯科医院を閉じて帰国する。同12月には、次兄靖彦の世話で東京大森入新井（５丁目）に開業する。翌年４月、長男太郎が生まれる。

４年後、昭和７年に大森を閉院し、？月に埼玉県朝霞綜合診療所の歯科部長に就くが、同診療所は３カ月後に解散となる。翌８年？月に、神田の共立組合病院系列の和泉橋病院の歯科部長に就く（？は、何月か不明）。

３年後、昭和10年11月に肺結核を患い、和泉橋病院を退職する。12月には、大森入新井（４丁目）で開業する。

２年ほど後の昭和13年２月に肺結核が再発して、腰部カリエスを併発し、慈恵会医院で手術をうける。４月には大森を閉院し、戦後まで歯科医業を中断する。

昭和17年12月、妻子と別れて、神戸市生田区に単身赴任し、会社役員の職につく一方、自らも商会を興す。翌年3月、堀田きく枝との間に次男直樹が生まれる。

昭和18年？月から戦時下、神戸の古い西洋館に寄宿する。

昭和23年12月に大阪府寝屋川へ転居し、10年間のブランクを経て、同月、大阪女子医科大学（現、関西医科大学）附属香里病院の歯科部長に就く。

7年半後、昭和31年7月に香里病院を退職し、9月神奈川県葉山町に転居する。10月に角川書店に入社して『俳句』編集長に就く。56歳のこれ以降、齋藤敬直が歯科医業に携わることはない。

このように敬直は、卒業後30年間のうち、シンガポールで3年、大森で3年、和泉橋病院で2年余り、大森の別所で2年半、香里病院で7年半、転々と途切れながらも、計18年ほど歯科医業に従事していたことになる。それは、卒業から死去までの37年間の約半分の年数にあたる。

歯科医師西東三鬼

しばしば三鬼は、「俺は俳句で生涯を棒に振った男だ」と、愚痴とも自嘲ともつかぬ自虐的な片言を吐いた。同人や弟子たちは、彼一流の諧謔に煙に巻かれた。けれども、彼らは三鬼が句業にのめり込むあまり、仕事も家庭も捨てた事実を知っている。だから、三鬼が歯科医師という本業を廃したことを悔んでいる、と受けとったとしても無理はない。

実際、山口誓子は昭和37年4月、三鬼の葬送で次のように弔辞を述べた。(7)

「もう一つ、あなたはよく俳句で一生を棒に振つたと云はれてをりました。しかし、ほんとは俳句といふ棒で一生を貫いたと思つてをられたのではないでせうか。そして俳句で一貫したといふことに誇りを感じてをられたのではないでせうか。

俳句で一生を棒に振つたと云はれたのも、あなたのとぼけだと私は思ひます。さう云へば、あなたの処生術にさういふ、とぼけの術があつたやうに思はれます。あなたはさういふとぼけによつて、悲しみや苦しみから身をかはして、一生を過ごされたのではありますまいか。」

同じく石田波郷もまた、「生前あなたは『俺は俳句で生涯を棒に振った男だ』とよく口にしておられた。然しその言葉の裏には、あなたが現代俳句史の重要な頁を身をもって生きてきたという自負がにじんでいるのを、私どもはうなずかざるを得ませんでした。」と弔った。(7)

誓子は、三鬼一流のおとぼけ処世術と皮肉ったものの、二人とも、あの片言は三鬼の本音とは認めたくなかったのだ。だから彼らは、彼の誇りや自負の裏返しであり、照れ隠しのパラドックスである、と納得したかったのだろう。

弔辞に語られるぐらいだから、〝俳句で生涯を棒に振った〟という三鬼の放言は、衝撃的であったのだ。ふつう世の芸術家にとっては、己れの芸術が至上のものであって、生業（なりわい）である職業は賤しいものとしかみない。誰も芸術では食えないから、芸術家には生業が強ばりついて離れない。食うために汲々として、芸術が萎えていくのは耐えられない——それが芸術家の性（さが）なのである。

因みに、「京大俳句」同人（会員）たちの職業は、平畑静塔・医師、井上白文地・大学講師、中山三山・印刷会社社員、波止影夫・医師、仁智栄坊・逓信局員、石橋辰之助・映写技師、和田辺水楼・新聞記者、杉村聖林子・新聞記者、三谷昭・出版社社員、渡辺白泉・高校教諭、堀内薫・大学教授等々である。三鬼のように生業を捨てた者は、誰もいない。

とにかく、弟子たちにとっては、／三鬼に句業より上位のものがあってはならない／俳人と俗人を天秤にかけるような三鬼であってはならない／三鬼には、仕事も家庭も顧みない生粋の俳人であって欲しい／白衣をきた真面目な患者思いの三鬼では、面白くない／あくまで破天荒で風狂な伝説的三鬼であって欲しいのだ。

だから弟子たちは、三鬼の職業である歯科医師は、師に相応しくないとして、恣意的に歯科医師三鬼のイメージを貶めようとした嫌いがある。すなわち、／三鬼は心ならずも歯科医専に入学した／シンガポールでは昼はゴルフ三昧、夜は遊興三昧だった／嫌々ながらの仕事なので、怠け放題だった／そのため、幾度も歯科医院の開業に失敗した／シンガポールでは、長兄の出資により開業した／帰国後、次兄の世話で大森に開業した／兄たちの庇護のもと、三鬼は常に劣等感を抱いていた／等々、ダメ歯科医のイメージを強調した。

三鬼の死後にも、盟友だった三谷昭は、「病院勤めがいやだったし、特に歯科医の仕事がいやでいやでたまらなかった。それは勤務先の病院での三鬼の仕事ぶりを見ているからよくわかる。」と、法螺（ほら）を吹いている(9)。

このような歯科医師三鬼の評判に関し、歯科医師で近現代文学研究者の北野元生は近年、彼の身辺にいた関係者を取材して次のように報告した(9)。

三鬼に師事した大阪女子医科大学卒業の俳人八木三日女は、「三鬼先生は、真面目に診療し、病院の雑事も大層熱心にこなしておられた」と語った。

三鬼門下の俳人白石不舎は、「現在世間で言われている三鬼の評のほとんどは、正鵠を得ていない」と言い切った。

俳人の三橋孝子は、亡夫の三鬼の弟子三橋敏雄が生前、「現在流布している三鬼の評判は、俳人たちが貶めたものである」と悔しがっていたと語り、「でも、三鬼先生はそのことを笑って面白がっていらした」と補足した。

前後するが、三鬼の死後、俳人山口澄子は、「三鬼は日頃から病む者に対しては、異常なほどのいたわりを示した」と記した。

彼らの語ったのは、大阪女子医科大学附属香里病院における歯科医師三鬼の印象である。当時、同病院は、精神科と結核病棟を付設した医療施設で、終戦後の孤児や浮浪者たちを収容していた。三鬼は照れかくしか、不忠実で不熱心な歯科部長だった、と自虐的に述懐するが、そこで彼は7年半、診療に従事していたのである。喀血した肺結核患者の口中に、手をつっこんで治療したこともあったという。彼は、そこに入院する貧しい病人たちに、たおやかな情感をよせて少なからず佳句を詠んだ。

さて、北野元生は、三鬼研究に際し、彼の診療分野の俳句にスポットを当て、その類のものを〝診療俳句〟と命名した。そのうえで、（1）直接診療に携わる状況を描く俳句、（2）診療活動に関係する彼の病院やその周囲の環境を描く俳句に分けた。

北野は、三鬼の句作総数は2868句とし、そのうち（1）（2）に関わる79句を抽出した[9]。著者は、先述した4句集1892句に、拾遺を足して総数2735句と数えた。診療俳句は、作句総数の約2・9％になる。（1）（2）は、三鬼が戦後に香里病院に在職していた時期に集中している。著者の調べでは、北野の79句のうち歯科診療に直接関わるのは、次の8句のみであった。

〈枯野の木人の歯を抜くわが能事〉天狼２・３合併号、昭和24年
〈かじかみて貧しき人の義歯作る〉天狼２・３合併号、昭和24年
〈大枯野壁なす前に歯をうがつ〉雷光12、昭和24年
〈聖母より抜き取りし歯の乾きたり〉雷光12、昭和25年
〈腐れし歯あまたを抜きて枯野帰る〉雷光４、昭和24年
〈寒き手や人の歯を抜き字を書かず〉雷光４、昭和24年
〈浴槽にめつむるあまた歯を抜き来て〉雷光２、昭和25年
〈極寒の病者の口をのぞき込む〉断崖３、昭和30年

始めの4句は、昭和27年刊の句集『今日』に収められた。終りの『断崖』に載せた1句は、昭和37年刊の句集『変身』に収められた。残りの3句は、いずれの句集からも除かれた。俳句の出来不出来か好き嫌いか、作句者の取捨選択の事情は推しはかれない。

除外された3句――。〈腐れし……〉は、忙しい歯科治療を終えて、枯野（俳句の世界の寓意）に帰る心境は、寒々とした自己嫌悪だけだったのか。〈寒き手……〉は、歯科診療のために字を書かない（句作ができない）己れを寒き手に暗示している。また〈浴槽に……〉は、治療に疲れて浴槽内で目を瞑る歯科医師の心情が、朴直に表現されている。3句とも、戦後の同病院には、野戦病院のように患者があふれていたことを窺わせる。

句集に掲げるか否かは別として、歯科診療俳句は数少ないが、8句からは、とくに三鬼が歯科を毛嫌いしていた訳ではないことが受けとれる。たまたま歯科診療が、彼の句のヒントやテーマにならなかったのだろう。北野によれば、「京大俳句」の盟友平畑静塔は、医師であったが、診療俳句は123句にとどまり、句作総数の2・6％ほどという。[9] 誰も自らの職業に関しては、アイデアが浮かびにくいのではないか。医師・歯科医師のくせに診療俳句が寡少であると、彼らを責めるのは酷である。本来、芸術と職業とは無関係なのだから、俳人の職業にこだわるほうが無いものねだりなのだ。

終わりに、三鬼は晩年、昭和33年の『俳句』に随筆「屋上風景——富士見町界隈——」を掲載した。[3] それは、およそ三鬼らしからぬ懐古談で、次のような書き出しにはじまる。

「去年の春先の或午後、私はその頃の勤先、角川書店の屋上に独り上って、ぼんやり四方を眺めていた。何のためにそんな所に上ったのか、今覚えていないが、云いようのない屈託をもてあましていたように思う。コンクリートは靴の底にザラ〳〵し、薄ら日が退屈そうに中空にとどまり、ここは東京都千代田区富士見町で、私は五十も半ば過ぎの、われながら愚かしい男である。

『人生は——』等という言葉は、私には白々しくて使えないが、その屋上にコンパスの針を突き刺して、半径一丁でグルリと円を描いた中に、私の五十数年の記録の幾片かがこぼ

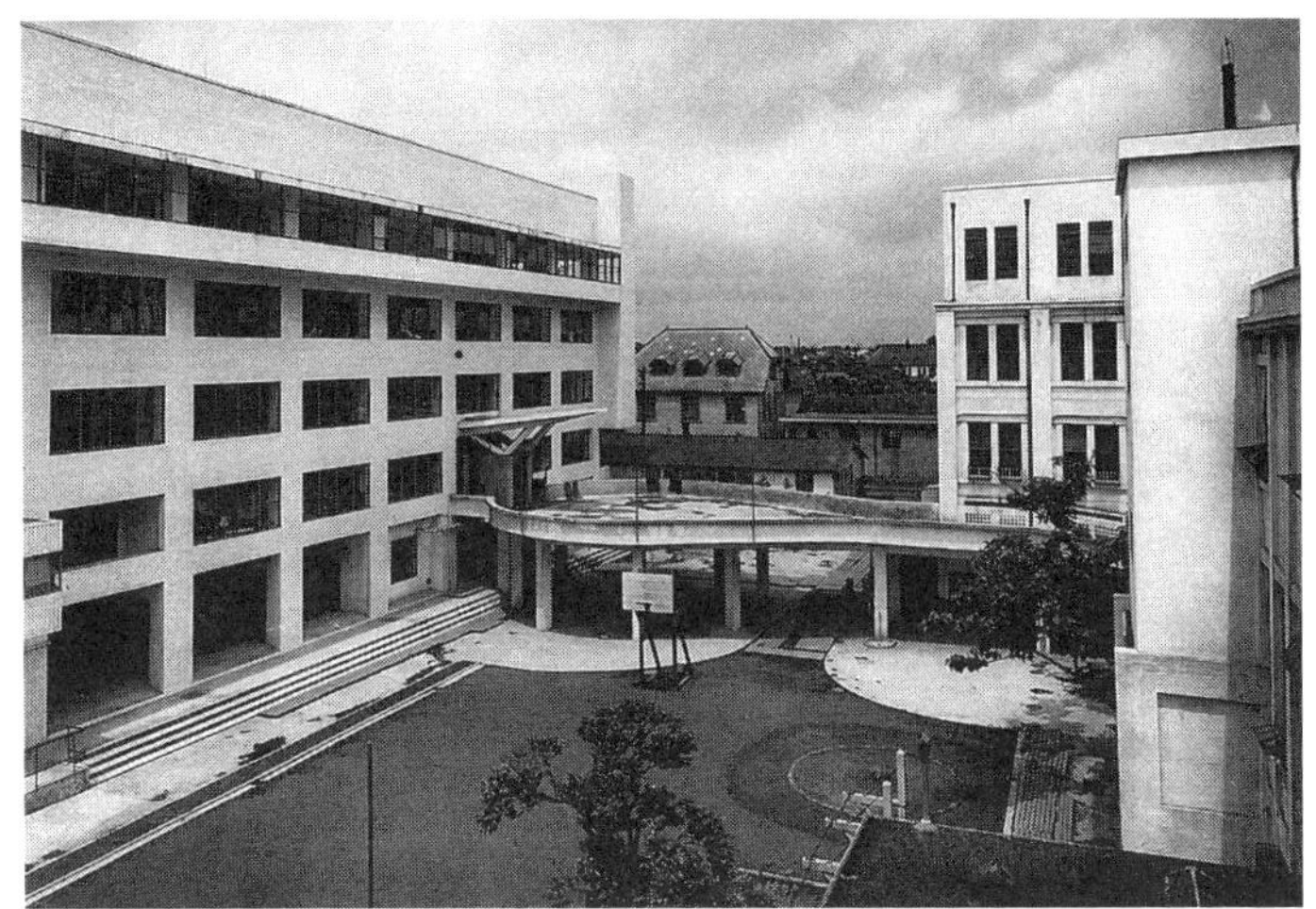

図11 三鬼が通りがてらに見た日歯大病院

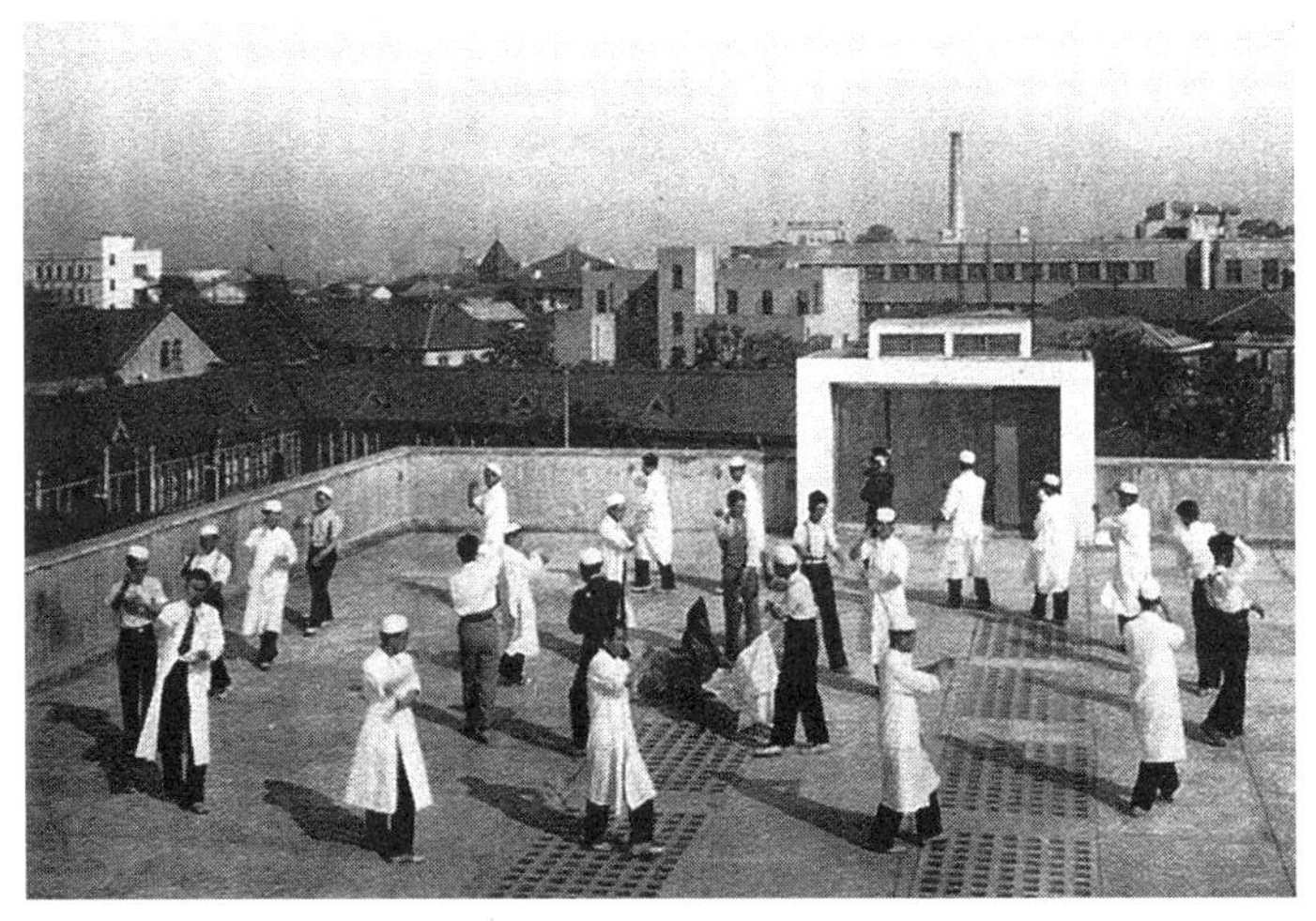

図12 屋上でフォークダンスを練習中の医員たち

第8章

北園克衛と中原實

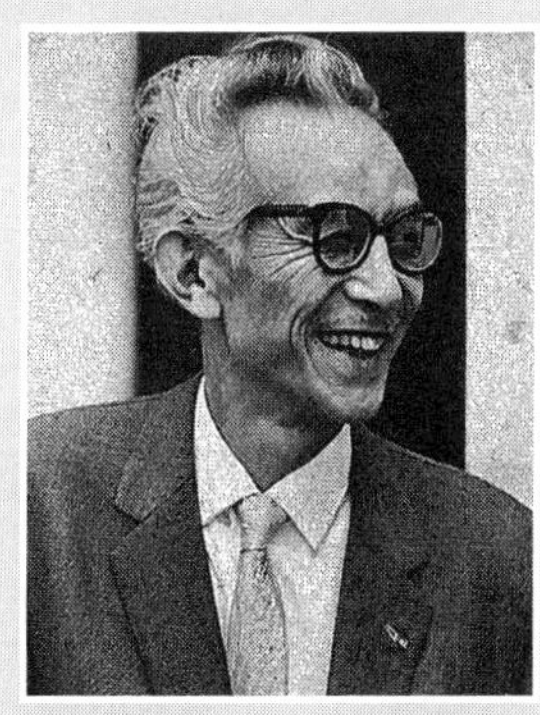

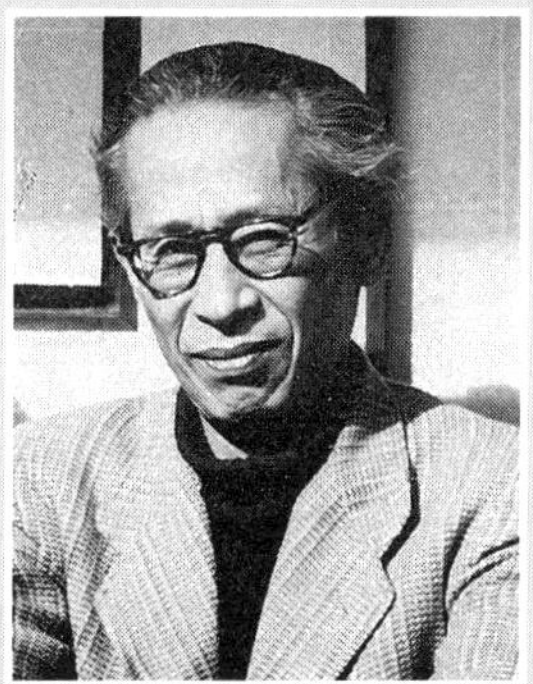

北園克衛［きたぞの かつえ］（前頁写真右）
明治35年（1902）〜昭和53年（1978）。詩人・写真家・デザイナー。本名、橋本健吉。三重県生まれで、実兄は彫刻家の橋本平八。昭和初期から一貫してシュルレアリスム運動を展開する。詩集『白のアルバム』『真昼のレモン』『黒い火』など。

中原實［なかはら みのる］（前頁写真左）
明治26年（1893）〜平成2年（1990）。日本歯科大学、ハーバード大学を卒業後、第一次大戦に仏軍の歯科軍医として従軍した後、西洋の絵画芸術に魅せられる。大正12年（1923）に帰国後、二科展に初入選する。翌年麹町区富士見町に、わが国初のギャラリー「画廊九段」を建設する。ここを拠点にして「アクション」「三科」に参加。先鋭な「単位三科」を結成し、アバンギャルドの旗手として大正・昭和の前衛芸術運動をリードした。後年、日本歯科大学理事長・学長、日本歯科医師会会長、日本私立大学協会会長などを務めた。

かつて日本歯科大学は、医学系なのに、芸術の香り高い大学と噂された。それは紛れもなく、洋画家の中原實（1893〜1990）と詩人の北園克衛（1902〜1978）がいたからである。

富士見町の古びた校内を、こげ茶のブレザーに茶のベレー帽をかぶって、せっかちに歩くダンディな人物がいた。場違いではないが、太縁の眼鏡にギョロ目を光らせ苦虫をかみつぶして、誰も寄せつけない気難しさがあった。

学内には、彼、橋本健吉を北園克衛と知る者はほとんどいなかった。中原實学長と妙に親しい無愛想な人、という認識しかない。

北園克衛（きたぞの　かつえ）は、大正期にはじまった新興芸術運動に触発され、言葉をオブジェのようにちりばめる独自のモダニズム詩作を編みだす。その延長線上に、プラスチックポエムといわれた写真デザインを展開した。彼の詩業は、前衛詩、造型詩という斬新なフィールドを開拓する。昭和4年（1929）に処女詩集『白のアルバム』を発表し、従来の詩の概念をくつがえして、詩壇に衝撃をあたえる。

彼は、中原實が大正15年（1926）に結成した新アバンギャルド集団「単位三科」に参加した。絵画とポエムという異質のジャンルながら、彼らは、たがいの芸術表現に魅せられて親交をふかめる。

北園は昭和5年、雑誌『アトリエ』に「星のピラミッド」と題して、長文の中原實讃歌を謳う。その一節を記す。

「一九三〇年の貴下らは、現在いまSurréaliste中原實の繪畫を見たか。一九三〇年の中原實の容貌を見たか？　しかる後に一九三〇年の繪畫La Peintureに就て語れ。」

一方、中原は、8歳下の北園を〃北原白秋以来の天才〃と礼賛する。昭和9年には、日本歯科医学専門学校附属医院の落成祝賀式のあと、工事の陣頭指揮をとった彼は、北園に心中を吐露する手紙を送った。

「心友よ。
詩集は受取った。有難う。建築は出来上がった。七月一日二日落成の祝賀があった。
君も居ればよかったと思った。
建物はスバラシイ。
僕はこのために、随分エネルギーを費消した。
全く歳らしい白髪を混えた。
だが、何もむくひられる所はなかった。
凡ての事業が虚偽の集積であることを、はっきり知ることが出来た。
個人の芸術だけが、幾分完全な（論理的に）人生と云へると思ふ。」

当時、北園は妻帯し一児をもうけたが、久しく定職がなかった。そこで、彼は中原に誘われて、昭和10年4月、34歳にして日本歯科医学専門学校の図書館員に就く。まともな食い扶持をえて、その7月には芸術家集団VOUクラブを結成し、前衛詩人北園克衛の顔となる機関誌『VOU』を創刊する。このローマ字には、とくに意味はない。

橋本は昭和22年に図書館長になるが、（学内では周知されていたが）司書の女性連とい・ざ・こ・ざが絶えなかった。やむなく中原が助け舟をだして、昭和36年に企画部長を併任させて、図書館とはなれた企画部室に席をおかせた。私（中原泉）は学生時代、北園が前衛ポエムの教祖といわれる高名な詩人とは知らなかった。昭和40年に助手・主事補として就職し、本館2階の階段側の室に入った。その上の3階に企画部室があった。

その企画部にいくと、大きな雑誌の書架に、華やかな詩誌『VOU』の既刊号が麗々しく並べられていた。彼のかたわらには秘書の杉山久子が付きそって、学内ニュースの編集を主な仕事とした。橋本は、たいてい昼すぎには足どり軽く本業（?）に出かけていく。外ではLibrarianと称していたが、まことに、ひとり誰にも束縛されない自由な身分であった。詩には興味がなかった私は内心、勝手気ままにやっているなあ、と苦々しくみていた。（図1）

そう思いながらも私は図々しく、昭和46年に医歯薬出版からだす『歯科概論』の、表紙

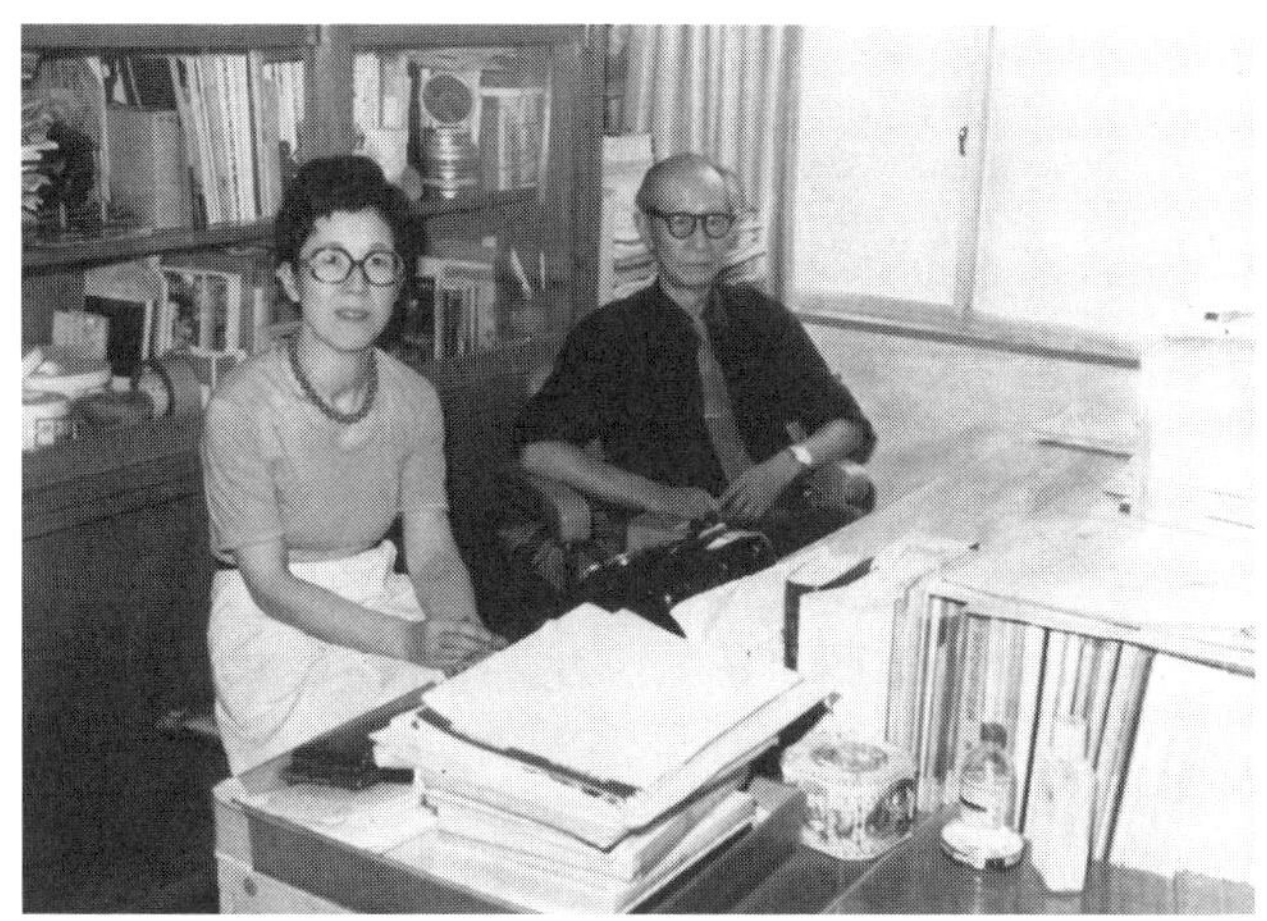

図１　昭和52年、日本歯科大学本館企画部室で、秘書の杉山久子、橋本健吉。北園克衛の知られざる貴重な一葉

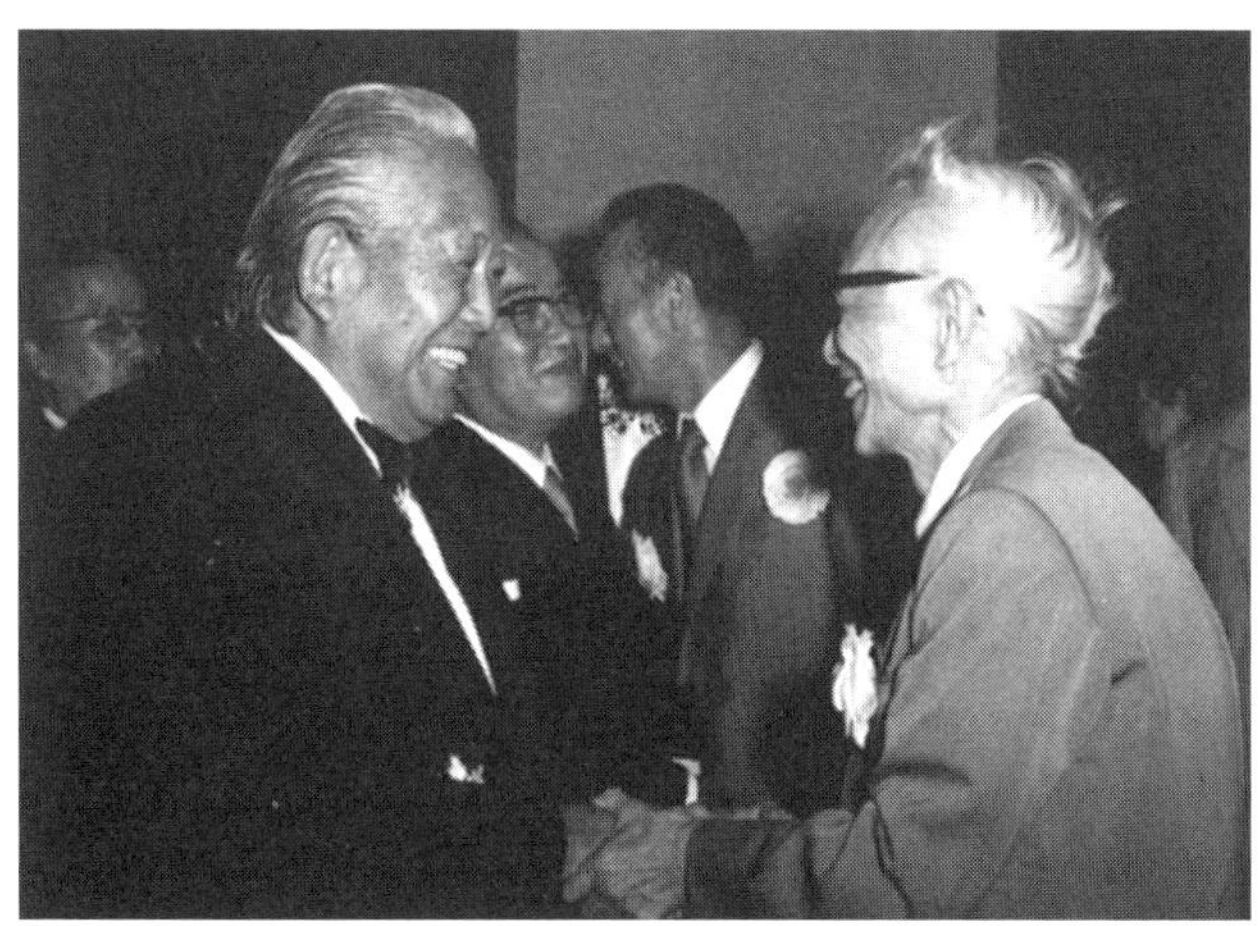

図２　二科会会長東郷青児と握手を交わす中原實。東郷の死後、中原は二科会会長に推されたが、もう現役ではないからと固辞した

のデザインをお願いした。数日して橋本は、２枚のデザイン画を私のまえに並べた。実はシャイなのだが、ぶっきらぼうな喉声で、「どっちかだよ、あとは画かないよ」と念押しされた。試されていると思いながら、迷わず私は、子供が悪戯したような渦巻きの線描画を選んだ。もう１枚は、真ン中に黒い四角の箱を画いた図案だった。彼は無言のまま、素気なくそれを持ちかえった。

北園にとって「VOU」は、詩の実験室であり詩人の孵卵器であった。国際感覚するどい彼は、「VOU」をつうじて欧米へ精力的にネットワークをひろげていく。その実験的な多発なモダニズムは、国内に先んじて海外において前衛詩と造型詩の評価を高めた。

北園の熱烈な研究者ハーバード大学のジョン・ソルトは、10年余り日本に滞在して北園の資料を渉猟した。私は、本館横のレストランで彼の取材に応じた。大学での橋本しか知らないので、「管理職としては、落第でしたよ」と彼の一面を率直に伝えた。

そのあと、中原實が北園の大パトロンであった、と強調した。詩で食える者はいないから、みな不本意な生業（なりわい）にあくせくする。けれども、北園は中原の絶大な庇護のもとに、悠々と詩業に時間を費やすことができた。もちろん〝心友〟同士、彼らには優越的なパトロンという意識はなかったろう。実に、そういう最高の理解者である後援者こそ、ほんとうのパトロンというのだ。

昭和53年6月6日に76歳で亡くなるまで、橋本健吉は本学に42年間在職した（当時、本学には定年がなかった）。その間、彼は24冊の詩集を残し、その死とともに『VOU』は160号で終刊した。……こんな幸せな詩人は、何処にもいないだろう。

昭和45年のある日、突然ドアがバタンとひらくなり、橋本が恐い顔で疳高い声を張りあげた。「勲章の申請など、してくれるなよ！」思わず直立して私は、「ハイ、分かってます」と答えた。当時、本学では70歳になると叙勲の申請手続きをしていたが、余計なことはするなと言うのだ。私が従順だったので、橋本は形相をやわらげてテレ笑いした。

当時、中原や北園たち新鋭の芸術家は、国家に優遇される芸術院会員や官邸の御用絵描きの類を軽侮し、そのスノビスム（俗物根性）を嗤（わら）っていた。彼らにとっては、自らの創作表現がすべてであり、芸術に権威づけなど無用であったのだ。（図2）

私は、物書きの端くれだったので、橋本の一喝には共感するものがあった。

文　献

（1）『伝説の中原實』中原泉　クインテッセンス出版　1991
（2）『近代詩人評伝　北園克衛』藤富保男　有精堂出版　1983
（3）「橋本平八と北園克衛展」三重県立美術館・世田谷美術館　2010
（4）『北園克衛の詩と詩学―意味のタペストリーを細断する』ジョン・ソルト　田口哲也訳　思潮社　2010

跋章

西東三鬼が、昭和37年3月にだした第四句集『変身』に所収した句である。同句集は、彼の死の１カ月前に上梓された。あまり選句されないが、三鬼の名吟の一句として挙げる。

〈やわらかき蟬生れきて岩つかむ〉

初出一覧

第１章　書き下ろし

第２章　日本歯科医史学会々誌、第33巻第１号、2018

第３章　日本歯科医史学会々誌、投稿中、2020

第４章　日本歯科医史学会々誌、第32巻第２号、2017

第５章　書き下ろし

第６章　書き下ろし

第７章　日本歯科医史学会々誌、第32巻第４号、2018

第８章　日本歯科大学校友会・歯学会会報、第41巻第３号、2016

図版協力／出典

［カバー］

小林一茶『一茶発句集』国立国会図書館デジタルコレクション／内村鑑三 国立国会図書館ウェブサイト／西東三鬼 東京四季出版『西東三鬼の世界 俳句四季１月号増刊』／北園克衛 有精堂出版『近代詩人評伝 北園克衛』

［本文］

p19『南総里見八犬傳』国立国会図書館デジタルコレクション／p.31『一茶発句集』国立国会図書館デジタルコレクション／p.69 岩波書店『漱石全集』／p.103 菁柿堂『室生犀星文学アルバム 切なき思ひを愛す』／p.121 東京四季出版『西東三鬼の世界 俳句四季１月号増刊』／p.149（右）有精堂出版『近代詩人評伝 北園克衛』

※本書掲載図版のうち出典先の記載のないものは、出典先掲載不要でご関係者の許可を得たもの、著者所蔵の資料、またはパブリックドメインとなっているものです。

中原　泉（なかはら せん）

昭和40年（1965）日本歯科大学卒業

学校法人日本歯科大学理事長

日本歯科大学名誉学長

医の博物館名誉館長

文人と歯恩

2021年2月4日　初版第1刷発行

著　者　中原　泉

発行者　原田育叔

発行所　一世出版株式会社
〒161-8558 東京都新宿区下落合2-6-22
Tel 03-3952-5141 Fax 03-5982-7751
http://www.issei-pub.co.jp/

印刷所　一世印刷株式会社

編集協力／ブックデザイン
株式会社ポイントライン

 ISBN 978-4-87078-196-2